Judith von Halle
Die Coronavirus-Pandemie
II

Judith von Halle

Die Coronavirus-Pandemie II

Weitere anthroposophische Gesichtspunkte

Verlag für Anthroposophie

Diese Betrachtungen schließen an
«Die Coronavirus-Pandemie.
Anthroposophische Gesichtspunkte» (I),
Dornach, 6. Aufl. 2021 an

Der Verlag für Anthroposophie im Internet: www.v-f-a.ch

© 2021 by Verlag für Anthroposophie, CH–4143 Dornach
Alle Rechte vorbehalten
Einbandgestaltung: Gabriela de Carvalho
Satz: VfA. Herstellung: CPI
ISBN 978-3-03769-062-8

Inhalt

Vorwort

In diesem Beitrag ist das Hauptaugenmerk nicht auf die besorgniserregenden Entwicklungen gerichtet, welche sich als soziale Folgen aus dem Auftreten des Coronavirus ergeben. Dies geschieht jedoch aus gutem Grund:

Während es bereits eine Vielzahl von auch (dankenswerterweise) qualitätsvollen Darstellungen und Beiträgen zu diesem Problem- und Fragenkomplex gibt, ist derweil an einer anderen Stelle ein gefährliches erkenntnismäßiges Vakuum entstanden. Daher soll im vorliegenden Beitrag auf eine Ausführung der bereits weithin sichtbar gemachten Problematik zugunsten jenes Erkenntnisvakuums verzichtet werden, welches im Nachfolgenden als eine Ergänzung der in Band I vorgebrachten Inhalte umrissen werden soll.

Dass dies so gehandhabt wird, bedeutet ausdrücklich nicht, dass die vielfältigen Unternehmungen, die gegen die im gut-göttlichen Weltenplan des Logos vorgesehene und erhoffte Entwicklung des Menschen zu einem höheren Wesen gerichtet sind, auf anderen Feldern nicht gesehen, nicht als katastrophal erkannt würden.

Zu solchen Unternehmungen gehört, um nur eines von zahlreichen Beispielen zu nennen, die Debatte um einen Impfzwang und alles, was sich daran als Bevorzugungen oder Benachteiligungen im gesellschaftlichen Alltag ergeben kann. Es wird, wenn nicht heute oder morgen, dann in wenigen Jahren dazu kommen, dass die dem Logos entgegenstehenden Geister durch diejenigen Kreise, die ihnen auf Erden zu Diensten sein wollen, Szenarien wie die einer Pandemie dazu benutzen, um ein in die individuelle menschliche Entscheidungsbefugnis über das eigene Wesen einschneidendes allgemeines Beschränkungs- und Vorschriftenkorsett zu installieren, das sich nicht nur auf das sinnlich-physische Dasein beziehen wird, sondern durch das die Absicht verfolgt wird, das seelisch-geistige Wesen des Menschen nicht zu seiner Entfaltung, nicht zur Erfüllung seiner spirituellen Mission in der Welt kommen zu lassen. Ein spiritueller Totalitarismus ist das den Impulsen des Guten entgegengesetzte Ziel.

Es stehen allerdings diese Entwicklungen beziehungsweise ihre heutigen Vorboten, wie gesagt, nicht oder nicht im Detail im Mittelpunkt dieser Studie. Denn sie soll sich um eine ernstzunehmende «Wunde» kümmern, die offenbar noch kaum entdeckt und versorgt worden ist.

In absehbarer Zeit wird im Verlag für Anthroposophie eine umfangreiche spirituelle Betrachtung von mir erscheinen, in der auf viele Probleme, die heute und in der näheren Zukunft die Menschheit in einem existenziellen Maße beschäftigen, ausführlich eingegangen wird. Wer Ausführungen zu diesen Herausforderungen der Menschheit in dem vorliegenden Beitrag vermisst, möge ihn als vor dem Hintergrund dessen verfasst sehen, was in jenem umfangreichen Werk dargestellt ist.

Zugleich ist mit dem vorliegenden Beitrag die Hoffnung verbunden, darauf aufmerksam machen zu können, dass es immer notwendiger und dringender wird, dass der Mensch zu der ihm von Christus errungenen und seither zustehenden Freiheit der Entscheidung und Selbstbestimmung noch etwas hinzuzugewinnen hat, ohne welches ihm seine Freiheit nämlich nicht viel nutzt: Er braucht die Mittel zu höherem Bewusstsein, zur geistigen Erkenntnis, mit anderen Worten: den Zugang seiner Seelenkräfte zur Erkenntnis der Wirklichkeit, damit er auf der Grundlage dieser Erkenntnis, die ihm ermöglicht, die tatsächlichen Hintergründe und Zusammenhänge der ihm auf Erden begegnenden Geschehnisse zweifelsfrei zu durchschauen, überhaupt in der Lage ist, *sinnvolle*, für ihn und seine Welt nachhaltig konstruktive Entscheidungen zu fällen.

Dieser höhere Erkenntnisgewinn ist für jeden Menschen möglich. Aber er fällt uns nicht in den Schoß. Man muss bereit sein, etwas dafür zu tun und auch etwas dafür zu lassen. Um einem spirituellen Totalitarismus zu entgehen, muss man zunächst von dem, was Spiritualität im eigentlichen Sinne bedeutet, überhaupt etwas wissen. Und um den Erwerb dieses Wissens, den selbstlosesten Erwerb, den der Mensch vornehmen kann, geht es letztlich im Kern dieser Betrachtung.

Berlin, 15. August 2021

Einleitung

Es ist sicher ungewöhnlich, dass der Autor einer solchen Studie wie der vorliegenden etwas darüber verlauten lässt, welche Gefühle ihn beim Verfassen seines Beitrags beschleichen; und der Leser mag derlei private Mitteilungen in einem solchen Zusammenhang auch als unpassend empfinden.

Dieser Tatsache oder Eventualität eingedenk bitte ich hiermit um Nachsicht, dass ich dennoch keine andere Form für diese Betrachtung finde, als Ihnen zunächst offen heraus von meiner schweren inneren *Bedrückung* zu sprechen, die mich beim Schreiben dieses Beitrags umfängt, die aber zugleich seine Ursache darstellt.

Eigentlich ist es meine vordringliche Intention, mit Menschen, die dazu bereit sind, in eine gehaltvolle spirituelle Arbeit mit vollen Segeln und ohne Umwege hineinzugehen, in eine Arbeit, die auf das Setzen von geistigen Fundamentsteinen für die Zukunft im Sinne der höheren Seelenentwicklung ausgerichtet ist. Denn eine *solche* Arbeit ist es doch, die gegenwärtig überall so dringend gebraucht wird!

Aber diesem Schritt steht nun ein Hindernis im

Wege. Und es ist deutlich, dass mit einer solchen Arbeit nicht begonnen werden kann, bevor dieses Hindernis nicht aus dem Weg geräumt ist.

Das Hindernis besteht im Wesentlichen darin, dass ich vor dem Hintergrund der hitzigen Debatten um den «richtigen» Umgang mit dem Coronavirus-Problem eine gedeihliche spirituelle Gemeinschaftsarbeit für unmöglich halte. Denn es ist mit «Corona» etwas eingetreten, das sich in dieser Form und in diesem Umfang meines Erachtens noch nie in der anthroposophischen Bewegung gezeigt hat. Und damit ergeht es der anthroposophischen Bewegung diesbezüglich nicht anders als der Gesellschaft insgesamt. Die Bevölkerung ist durch sämtliche sozialen, wirtschaftlichen, politischen, kulturellen, religiösen, Bildungs- und Altersschichten tief gespalten, und die Radikalisierungstendenzen, die sich offenbaren, wenn die eigene Meinung zu diesem Themenkomplex gegenüber anderen vertreten wird, haben mittlerweile ein besorgniserregendes Ausmaß angenommen. Nicht selten muss man beobachten, dass Menschen ihre ethischen Grundsätze und Ideale, die sie in Hinsicht des Umgangs mit ihren Mitmenschen eigentlich haben, plötzlich vergessen. Eine moralische Amnesie scheint sich auszubreiten. – Diese Entwicklungen sind für die Menschen im gesellschaftlichen Lebensalltag eine Katastrophe. Für eine *spirituelle* Gemeinschaft bedeuten sie faktisch den Tod.

Selbstverständlich sollte *gerade* eine *spirituelle*, eine anthroposophische Arbeitsgemeinschaft der geeignete Raum sein, in dem Menschen mit unterschiedlichen Meinungen (dennoch) zusammenkommen können, weil sie sich in einem *höheren* Geiste vereint wissen und diesem gemeinsam entgegenstreben. Wenn allerdings untereinander Zweifel aufkommen, ob der andere diesem Geist überhaupt zustrebt, weil er in der Coronavirus-Frage eine andere Meinung vertritt, ist eine solche Arbeitsgemeinschaft in ihren eigentlichen, nämlich geistigen, Grundfesten bedroht. Darüber hinaus hängt in diesem Falle das Zustandekommen einer «live»-Veranstaltung schon davon ab, ob sich alle auf eine gemeinsame Verhaltensweise in Hinsicht des Schutzes oder Nicht-Schutzes vor einer Infektion einigen können. Da ich natürlich nicht dafür sorgen kann, dass vor jedem Arbeitskreistermin die Teilnehmer untereinander erst eine solche formale wie geistige Einigung erzielen, sehe ich keine andere Möglichkeit, als dass sich diejenigen Menschen, die sich künftig an einer spirituellen Gemeinschaftsarbeit mit mir beteiligen möchten, auf einen gewissen Grundkonsens einigen können, der darin besteht, den folgenden Beitrag der Kursleiterin inhaltlich soweit mitzutragen, dass man ohne «Bauchschmerzen», ohne innere Verrenkungen an der Veranstaltung teilnehmen kann.

Ursprünglich wollte ich das, was im Folgenden gesagt werden soll, wiederum nur an die Mitglieder des anthroposophischen Arbeitskreises der Freien Vereinigung für Anthroposophie in Dornach, des Lazarus-Johannes-Zweiges (beziehungsweise an die sich zu meinen Veranstaltungen Anmeldenden) richten – so, wie ich es auch schon mit den Aufzeichnungen in Band 1 vorhatte. Aber es ist wohl eine Illusion, dass diese Mitteilungen im Kreise derer verbleiben, für die sie bestimmt sind. Und eine Weitergabe von Bruchstücken möchte ich ganz besonders in diesem Fall unbedingt vermeiden. Also bleibt mir nichts anderes übrig, als den Versuch zu unternehmen, das besagte Hindernis durch die offizielle Publikation dieser Darstellung zu beseitigen.

Obwohl mein Beitrag aber nun ein öffentlicher und daher jedem interessierten Menschen zugänglich ist, kann ich ihn nicht anders als vor dem Hintergrund anthroposophischer Welt- und Menschenerkenntnis geben und muss auf gewisse einschlägige Begriffe und Grundwissen zurückgreifen, weshalb es der Leser, der noch nicht mit der Anthroposophie in Berührung gekommen ist, nicht unbedingt leicht haben dürfte, meine Darlegungen in der rechten Weise einzuordnen. Darauf sei hier gleich vorab aufmerksam gemacht. Es handelt sich also auch in diesem vorliegenden Band um *anthroposophische Gesichtspunkte.*

Auch wenn sich meine Darstellung natürlich an jeden Menschen richtet, der offen für eine etwas andere Betrachtung der äußeren Geschehnisse ist und der grundsätzlich die Wirklichkeit einer geistigen Bewusstseinshoheit als einer allen Dingen und Wesen ursächlich zugrundeliegenden und innewohnenden Schöpferkraft sowie die Bedeutsamkeit des Sohnesgottes für die Entwicklung des freien Menschen anzuerkennen bereit ist, schreibe ich sie in der Hauptsache für Menschen, die durch das Aufnehmen anthroposophischer Erkenntnisinhalte bereits eine bestimmte Anschauung von der Welt und dem Menschenwesen gewonnen haben und von gewissen Tatsachen bezüglich der geistigen Zusammenhänge der Welt- und Menschheitsentwicklung, in die man durch die anthroposophische Erkenntnismethode Einsicht erhalten kann, schon gehört haben.

Doch das Folgende soll sich nicht allein deshalb in der Hauptsache an den Kreis der letztgenannten Personengruppe richten, weil hier eine leichtere Verständigungsmöglichkeit durch bereits bekannte anthroposophische Termini und Erkenntnisinhalte vorausgesetzt werden kann, sondern weil die Verhältnisse nunmehr solche zu sein scheinen, dass unter denjenigen Menschen, die sich zu der anthroposophischen Bewegung zählen, gerade das «Wissen» um bestimmte spirituelle Tatsachen beziehungsweise der *Umgang* mit diesem (zumeist angelesenen) Wissen, welches zu einem früheren Zeitpunkt einmal vonseiten Dritter (hauptsächlich von Rudolf Steiner) zur Verfügung gestellt worden ist, nicht etwa auf direktem Wege zur Erleuchtung führen muss, sondern – im Gegenteil – die Gefahr birgt, an der Wirklichkeit haarscharf oder sogar meilenweit vorbeizuleiten, (wofür allerdings der Überbringer dieser spirituellen Erkenntnisinhalte, Rudolf Steiner, nicht im mindesten verantwortlich zu machen ist).

Und hier liegt das Hindernis, von dem ich gesprochen habe, nicht in seinem Wesentlichen, sondern im Detail: dass innerhalb der anthroposophischen Bewegung gerade durch die *Kenntnis* gewisser Aussagen, die auf der Grundlage geisteswissenschaftlicher Forschung einmal gemacht worden sind, in der gegenwärtigen Situation offenbar wird, was eine solche Kenntnis wert ist, *wenn sie allein es ist*, die man für seine Beurteilung der gegenwärtigen Situation heranzieht, das heißt, wenn man die Kenntnis gewisser geisteswissenschaftlicher Erkenntnisse mit spiritueller Einsicht verwechselt, wenn man sein durch Studium erworbenes Wissen für valide geisteswissenschaftliche Erkenntnis hält. Es zeigt sich in dieser Situation, die sich durch das Auftauchen des Coronavirus ergeben hat, dass die Kenntnis solchen Wissens unter Umständen in eine ganz andere Richtung führen kann als in diejenige Richtung, in die eine unmittelbare, lebendige *Erkenntnis* der spirituellen Tatsachen den Menschen führen würde.

Dieses Vorgehen hat – wie es sich mir anhand von Zuschriften, durch die Lektüre von Rundbriefen, diversen Internetbeiträgen sowie Artikeln in anthroposophischen Zeitschriften offenkundig macht – bei einem nennenswerten (vielleicht überwiegenden?) Teil der anthroposophisch orientierten Kreise zu einer Anschauung der Dinge und Geschehnisse rund um die Thematik des Coronavirus geführt, die nicht nur schier unumstößlich zu sein scheint, sondern die mir deutlich macht, dass ich mit dem, was sich mir aus meiner geisteswissenschaftlichen Betrachtung der Coronavirus-Problematik ergeben hat und im Folgenden angedeutet werden soll, offenbar allein auf weiter Flur stehe.

Und da der Standpunkt, der offensichtlich in weiten Teilen der anthroposophischen Bewegung vorherrschend ist, mit atemberaubender Emotionalität vertreten und mit einem geradezu missionarischen Eifer verbreitet wird, habe ich wenig Zuversicht, dass der vorliegende Beitrag letztlich zu etwas anderem führt als zur Diffamierung dieses Beitrags oder dem Infragestellen meiner geisteswissenschaftlichen Kompetenz. Denn selbst ein nicht geringer Teil der direkt an mich gerichteten Schreiben enthält eher den Wunsch (oder die Forderung) nach Bestätigung der eigenen Meinung durch mich als offene Fragen zu einem auf geisteswissenschaftlicher Grundlage fußenden Verständnis der Lage.

Ich betrachte daher die Chance, durch einen Beitrag wie diesen ein Türchen für eine andere Perspektive auf die Dinge zu öffnen, als sehr klein. Denn es steht bereits ein bestimmtes Tor innerhalb der anthroposophischen Bewegung weit geöffnet, und man hat es durch viel Pauken- und Trompetenschall geschafft, dass offenbar schon viele Menschen durch dieses Tor, dessen Flügel nur in *eine* Richtung aufklappen, hindurchgegangen sind.

Aber ich fühle mich denjenigen, die seit vielen Monaten auf eine Äußerung von mir zu der gegenwärtigen Situation warten und wirklich offen für das Erwägen meiner Antworten sind, im besten Sinne verpflichtet – wobei ich betonen möchte, nicht «die» Antwort auf alle Ihre Fragen zu haben! Es sind also einerseits die noch nicht in ihrer Überzeugung völlig verfestigten Seelen sowie diejenigen, die sich mit der Bitte um Antwort an mich gewendet haben, die mir Anlass geben, diesen Beitrag zu verfassen und zu veröffentlichen. Und nicht zuletzt mag, wie gesagt, die Lektüre dieses Beitrags dazu helfen, dass die Arbeit, die mir eigentlich vorschwebt, in einem von etwaigen Missstimmungen geklärten atmosphärischen Raum stattfinden kann, weil diejenigen, die eine strikt kontradiktorische Anschauung zu den hier präsentierten skizzenhaften Ausführungen haben, sich den Arbeitskreisen mit mir zukünftig nicht (mehr) anschließen wollen – was beklagenswert, aber vermutlich am Ende das einzig Vernünftige wäre.

All diese Vorbemerkungen zeigen aber, wie vertrackt, wie zutiefst bedauerlich die Situation mittlerweile ist.

Wir stehen wirklich in einer Zeit, in der jeder Einzelne grundlegende Entscheidungen zu treffen hat und trifft – ob er es will oder nicht, ob er sich dessen bewusst ist oder nicht. Allerdings, und dies ist es unter anderem, was mir eine so große Bedrückung beim Schreiben dieser Betrachtung verursacht, kann man im Augenblick eigentlich nur mehr zwei große Meinungslager ausmachen, die dazu tendieren, sich gegenseitig unter Generalverdacht zu stellen: zum einen dasjenige der «klassischen», wissenschaftlich orientierten, im Wesentlichen un- oder anti-spirituellen Weltanschauung, das Lager der Befürworter von allerlei äußeren Schutzmaßnahmen gegen das Coronavirus, welches es als gefährlich ansieht, das Lager auch der Befürworter von allgemeinen Gesundheitsvorschriften-Verordnungen und grundsätzlichen Impfbefürwortern; und zum anderen dasjenige der «alternativen» und ansonsten wenig definier- oder kategorisierbaren, zum Teil spirituellen, zum Teil allerdings auch gar nicht spirituellen Weltanschauung, das Lager derer, die das Coronavirus als ein harmloses, mit dem Influenzavirus vergleichbares Virus betrachten, das Lager der Befürworter der individuellen Entscheidungsfreiheit in jeder Hinsicht und der kategorischen Impfgegner. Diese beiden Lager bezichtigen sich gegenseitig mehr oder weniger zurückhaltend fundamentaler Irrtümer und Absichten, so dass allmählich eine Welt entsteht, die in Schwarz-Weiß gezeichnet zu sein scheint.

In diesem Beitrag soll darauf hingedeutet werden, dass die Lage, in der wir uns zurzeit befinden, allerdings nicht eine solche ist, in der «Schwarz» und «Weiß» so leicht voneinander zu unterscheiden sind, wie es viele Stimmen heute nahelegen. Dass dies aber heute weithin geglaubt wird, macht es so schwierig, das Knäuel zu entwirren und erschwert es auch, für die nun zu unterbreitenden Punkte «hinreißende» Belege anzuführen, was allerdings schon in sich einen Hinweis auf die Natur der geistigen Prüfung darstellt, der wir als Menschheit und als individuelle Menschen gerade gegenüberstehen.

Nun möchte ich noch vorausschicken, dass ich nicht die Absicht habe, mit der vorliegenden Betrachtung meinen Leser zu einer anderen Meinung zu überreden. Die Niederlegung der folgenden stichpunktartigen Anmerkungen geschieht nicht aus einem missionarischen Impuls heraus. (Tatsächlich, das muss ich zugeben, stoßen mich Beiträge ab, denen ein solcher Impuls zugrunde liegt.) Sie erfolgt aus dem Bemühen, die an mich herangebrachten Fragen und die Ursache für die gegenwärtigen Verhältnisse, die sich aus der Coronavirus-Problematik auf den verschiedenen Feldern ergeben haben, *durch die Mittel der anthroposophischen Geisteswissenschaft* zu untersuchen und zu behandeln – ganz gleich, ob sich dadurch eine bestimmte Meinung bestärkt oder entkräftet sieht.

Es kann ja nicht anders sein bei einer wirklichen anthroposophischen Untersuchung, dass nun einmal auf persönliche Meinungen keine Rücksicht genommen wird, weil es nicht um persönliche Meinungen geht, wenn man den geistigen Wirklichkeiten auf die Spur zu kommen sucht. Das Ganze kann nicht anders aufgefasst und betrieben werden, als dass auch die persönliche Meinung dessen, der die geisteswissenschaftliche Untersuchung vornimmt, eine so geringe Rolle zu spielen hat, dass – falls sie sich am Ende als völlig substanzlos gegenüber der Wirklichkeit erwiese – sich der Betreffende ohne jede Schwierigkeit von ihr zu verabschieden bereit ist. Wenn man hingegen in eine solche übersinnliche Betrachtung mit dem (bewussten oder unterbewussten) Bestreben hineinginge, die eigene Meinung durch die übersinnliche Betrachtung bestätigt zu erhalten, bräuchte man erst gar nicht den Versuch zu einer geisteswissenschaftlichen Betrachtung zu unternehmen. Denn es wird sich dann de facto nicht um eine solche handeln. Um diese Tatsache dürfte jeder wissen, der auf dem seelisch-geistigen Schulungsweg erste Erfahrungen gemacht hat und mutig und aufrichtig genug ist, sich seine anfänglichen Missgeschicke diesbezüglich einzugestehen.

Somit sollte es nachvollziehbar sein, dass diese

Darstellung *nicht meine persönlichen Ansichten* hinsichtlich der politischen, wirtschaftlichen oder äußerlich sozialen Ereignisse thematisiert. Sie thematisiert die *spirituellen* Herausforderungen, die derzeit allgemein menschheitlich und darum auch innerhalb der anthroposophischen Bewegung mit Bezug auf die Coronavirus-Thematik bestehen. Sie erhebt keinen Anspruch auf Vollständigkeit und auch keinen Anspruch auf vollständige Richtigkeit. Aber sie ist das Ergebnis einer nach bestem Wissen und Gewissen und nach den mir zur Verfügung stehenden Möglichkeiten durchgeführten geisteswissenschaftlichen Untersuchung.

Was daher in diesem Beitrag berührt wird, kommt ausschließlich seinem spirituellen Gehalt nach in Betracht – nach den geisteswissenschaftlichen Gesichtspunkten allein. (Diese Tatsache mag dabei helfen können, sich die Frage nach einer Teilnahme an meinen Veranstaltungen zu beantworten.)

Die Grundprobleme der gegenwärtigen Situation aus spiritueller Sicht

Aus geistiger Sicht erscheinen *zwei Grundprobleme* als Hauptfaktoren für die gegenwärtige Situation, und zwar in Bezug auf das «Verhalten» des Virus wie auch in Bezug auf unsere menschlichen Reaktionen auf das Virus selbst sowie auf die diesbezüglich angewandten oder geforderten Maßnahmen.

Das *erste* dieser beiden Grundprobleme ist das gewichtigste, und es ist auch für das Erscheinen des Coronavirus in der Sphäre des Menschen ursächlich: Es ist *der Mangel an übersinnlicher Erkenntnisfähigkeit* und damit *das weitgehende Fehlen geisteswissenschaftlicher Einsichten.*

Das *zweite* Grundproblem ist eine direkte Folge des ersten: Es ist *das Vorbeigehen an den eigentlichen Herausforderungen der Gegenwart* durch die *Ablenkung der Aufmerksamkeit* auf äußere «Kriegsschauplätze».

Natürlich sind diese Schauplätzte durchaus zu bearbeiten. Sie dürfen nicht ignoriert werden. Die sozialen, wirtschaftlichen, politischen Konsequenzen müssen selbstverständlich angegangen werden. Aber sie können im Grunde nur dann umfassend und nachhaltig erfolgreich angegangen werden, wenn das erste Grundproblem angegangen wird oder vielmehr angegangen worden ist. Denn diese Kriegsschauplätze werden provoziert und produziert vonseiten einer widerstreitenden Geistigkeit, um Energie und Bewusstseinskräfte des Menschen zu binden, die auf dem Feld der seelisch-geistigen Schulung dringend gebraucht werden. Je mehr Engagement auf den äußeren Feldern stattfindet ohne gleichzeitiges mindestens ebenso starkes Engagement auf seelisch-geistigem Feld, desto schneller verwirklichen sich die Bestrebungen der widerstreitenden Geister. Der Mangel an seelisch-geistiger Bewusstheit war ja auch, wie bereits in Band I dargestellt, die Ursache für die Erscheinung des Virus im unmittelbaren Lebensraum des Menschen.

Das erste der beiden Grundprobleme ist also ein *spirituelles Erkenntnisproblem*. Und dieses erstreckt sich, wie gesagt, sowohl auf die *Natur des Virus* als auch auf die spirituellen Zusammenhänge der *Ereignisse infolge des Auftretens des Virus*.

Dass nach einer spirituellen Erkenntnis der eigentlichen Natur oder Wesensart des Virus in der naturwissenschaftlichen Welt gesucht wird, die gegenwärtig in der Hauptsache ein agnostisches, rein materialistisches Welt- und Menschenbild hat, ist nicht zu erwarten. Dass von anthroposophischer Seite her danach gestrebt wird, die ein geistiges Welt- und Menschenbild hat, ist selbstverständlich. Aber auf welcher Grundlage fußen diese Bemühungen?

Der große Teil dessen, was seit dem Auftreten des Coronavirus und insbesondere in den letzten Monaten in zunehmendem Maße an Beiträgen und Aufrufen in Bezug auf das Virus (und die damit verbundenen Herausforderungen wie die vonseiten der Regierungen angeordneten Maßnahmen) aus dem Umkreis der anthroposophischen Bewegung heraus in Umlauf gebracht worden ist, beruht auf dem Heranziehen von Zitaten Rudolf Steiners und auf der Übertragung dieser Zitate auf die gegenwärtigen Geschehnisse. Dass es sich um Übertragungen handelt, ist hier von ernstzunehmender Bedeutung. Denn man muss sich nun einmal eingestehen, dass es ein mit dem Menschen in der gegenwärtigen Weise interagierendes Coronavirus zur Zeit Rudolf Steiners nicht gegeben hat. Damit soll nicht gesagt sein, dass es nicht legitim wäre, bestimmte Aussagen Rudolf Steiners über die zukünftige Medizin oder die Bestrebungen der sogenannten Schwarzen Logen in der (von Rudolf Steiners damaligen Zeit gelegenen) Zukunft nicht in die Urteilsbildung über die gegenwärtigen Phänomene einzubeziehen. Im Gegenteil. Es können und sollen uns fundierte geisteswissen- schaftliche Erkenntnisse natürlich zum Nutzen gereichen! Aber man muss sich trotzdem immer vor Augen halten, dass die herangezogene Aussage nicht vor dem Hintergrund des gegenwärtigen Geschehens gemacht wurde.

Abgesehen davon ist das Bemühen von Zitaten und das Erbauen eines eigenen Schlussfolgerungsgebäudes auf diesen Zitaten natürlich nicht genug, um einen Beitrag als anthroposophische Forschungsarbeit auszuweisen. Zumal ein solches Vorgehen kaum anders betrieben werden kann, als mit den Zitaten *selektiv* umzugehen. Zwar sind mittlerweile Auflistungen von sämtlichen Zitaten Rudolf Steiners zusammengestellt worden, in denen beispielsweise die Wörter «Schwarze Logen» oder «Bazillen» vorkommen (– den letztgenannten Begriff überträgt man übrigens gerne zumeist ohne Erwähnung dieses Handgriffs auf Viren). Aber in der Regel können natürlich nicht *alle* Zitate in einer Betrachtung erwähnt und ihrem tatsächlichen Kontext nach behandelt werden. *Und* – so wird man beim Lesen der vielzähligen Artikel und Aufsätze, die in anthroposophischen Foren und Medien derzeit veröffentlicht werden, nicht selten feststellen müssen: man *will* es offenbar auch gar nicht. Man geht größtenteils bewusst oder unterbewusst selektiv vor bei der Erwähnung von Zitaten Rudolf Steiners.

Besonders häufig ist dies bei den Aufsätzen zur *Impffrage* zu bemerken. Wenn der eigene Standpunkt durch möglichst kritisch erscheinende Aussagen Rudolf Steiners zur Impfung oder Immunisierungsthematik untermauert werden soll, lässt man beispielsweise die Tatsache, dass Rudolf Steiner sich selbst und seine gesamte Umgebung einschließlich der Kinder gegen die Pocken impfen ließ, gerne diskret unter den Tisch fallen. Leider schwächt ein solches Vorgehen die unter Umständen im Kern berechtigten Argumente.

An diesem Beispiel (der Pockenimpfung Rudolf Steiners) kann man übrigens gut erkennen, wie die Beurteilung eines Phänomens durch geisteswissenschaftliche Erkenntnis, wie sie bei Rudolf Steiner stets vorgenommen wurde, wenn sich neue Fragen ergaben, immer eine individuelle ist, und dass sich geisteswissenschaftliche Aussagen, die sich auf einen spezifischen Umstand beziehen, im Grunde nicht verallgemeinern lassen.

Es kann also das Herbeiziehen von Zitaten und das Erbauen von Gedankengebäuden auf diesen Zitaten nicht ersetzen, wohin Anthroposophie den Menschen bringen will: nämlich zur eigenständigen Befähigung, verlässliche geistige Erkenntnisse von den Erscheinungen zu gewinnen, die uns umgeben.

Nun ist es wahrlich keine Schande, heute noch nicht schon zu solchen höheren Bewusstseins-Befähigungen gelangt zu sein, die einem die gewünschte Klarheit über die tatsächlichen Ursachen und Umstände der in Frage stehenden Phänomene zu geben vermögen! Denn um dies zu erreichen, ist ein längerer Üb- und Prüfungsweg zu absolvieren, der sich über etliche Inkarnationen zu erstrecken pflegt, und da uns erst seit relativ kurzer Zeit die Bedingungen zum Meistern eines solchen Weges zur Bewusstseins-Erhellung zur Verfügung stehen, ist es nicht anders zu erwarten, als dass man viele Rätsel, die uns heute aufgegeben sind, noch nicht in der erträumten Weise zu lösen vermag.

Wenn man nun aber in Ermangelung solcher Befähigungen (wie sie vorerst nur Einzelnen gegeben sind – wofür man die Gründe getrost in der Verantwortung der weisen göttlichen Lenkung gelegen voraussetzen darf) geisteswissenschaftliche Aussagen aus anderen Zeiten und Zusammenhängen auf die gegenwärtigen Phänomene anzuwenden gedenkt, so sollte man sich dabei offen und ehrlich eingestehen, dass die Ergebnisse, zu denen man auf diese Weise kommt, nicht unbedingt der Wirklichkeit entsprechen. Denn appliziert man eine geisteswissenschaftliche Aussage auf ein Ereignis, das zum Zeitpunkt, als diese Aussage gemacht wurde, nicht Gegenstand des Gesprächsinhalts war – schlicht aus dem Grund, weil die Aussage Jahrzehnte vor dem nun zu analysierenden Ereignis gemacht worden ist –, dann tut man etwas, was eigentlich in der geisteswissenschaftlichen Vorgehensweise nicht vorgesehen ist: man *pauschaliert*.

Man kann mit diesem Verfahren durchaus «Glück» haben und ins Schwarze treffen. Es ist aber nicht weniger wahrscheinlich, dass man daneben trifft, wenn man keine Absicherung seiner auf diese Weise gewonnenen Ergebnisse durch eine aktuelle, selbständige geisteswissenschaftliche Untersuchung, durch die eigenständige übersinnliche Einsicht gewährleisten kann. – Wenn aus einem auf diese Weise zustande gekommenen Beitrag, zum Beispiel zur Coronavirus-Frage, hervorginge, dass man sich der möglichen Diskrepanz zwischen Behauptung und Wirklichkeit bewusst ist, wäre der Beitrag ein sozusagen moralisch anständiger, moralisch vertretbarer und unter Umständen sogar wertvoll für weitergehende Betrachtungen und Untersuchungen.

Aber oft scheint das Gegenteil der Fall zu sein, wenn man diejenigen Stimmen in der anthroposophischen Bewegung wahrnimmt, die sich besonders hervortun. – Du meine Güte, wie ist man sich sicher! Man ist sich so sicher, dass man, um möglichst viele Seelen von seiner Anschauung zu überzeugen, nicht einmal davor zurückschreckt, weit über das Ziel hinauszuschießen, indem man zum einen mit Methoden arbeitet, die man beim «gegnerischen» Meinungslager kritisiert, nämlich zum Beispiel damit, sich auf allerlei (nicht selten auch noch äußerst fragwürdigen) Statistiken zu berufen, indem man darüber hinaus Anleihen nimmt und Rückendeckung einholt bei Persönlichkeiten, die weit davon entfernt sind, ein anthroposophisches Menschenbild zu haben oder überhaupt die Wirklichkeit des in der materiellen Welt schaffenden Geistes anzuerkennen, oder indem man sogar Behauptungen aufstellt, die jeder Mensch, der nur mit offenen Augen durch die Welt geht, leicht selbst entkräften kann und wird.

Dazu gehören Behauptungen (welche übrigens auch von Persönlichkeiten vertreten und verbreitet werden, die – anders als die Vertreter der erstgenannten Gruppe – übersinnliche Forschungskompetenz für sich reklamieren) wie die, dass die Ursache für die vielen Covid-19-Erkrankungen und sogar für einen Großteil der Todesfälle unter anderem bei der Durchführung von Corona-Tests und beim Tragen von Masken zu suchen sei, nicht aber bei der klassischen Infektion mit dem Virus. – Nach eineinhalb Jahren Pandemieverordnungen, die jeden unter uns schon viele Male und zu diversen Gelegenheiten zum Tragen einer Atemschutzmaske geführt haben, wird jeder ganz gewiss festgestellt haben, dass er selbst sowie auch sein gesamtes mitmenschliches Umfeld durch das Tragen einer Maske weder an Covid-19 erkrankt noch gestorben ist. Es ist damit keinesfalls bestritten, dass das Tragen von Masken einen einschneidenden, belastenden sozialen Effekt hat oder dass das Maskentragen – je nach persönlichem Empfindlichkeitsgrad (Lungenerkrankte sind selbstverständlich von dieser Bemerkung ausgenommen)

– als unangenehm empfunden werden kann. Aber dass eine Coronavirus-Infektion oder sogar der Tod durch das Tragen einer Maske eintrete, ist eine schlicht unhaltbare Behauptung.

Wo, muss man sich bei solchen Behauptungen fragen, erkranken und sterben Menschen am Tragen einer Atemschutzmaske? Wo sind sie, die Erkrankten und die Toten, wenn nirgends in den eigenen Reihen? – Es gibt ganze Berufssparten, wie zum Beispiel in der chemischen Industrie, der Biochemie oder Medizin, in denen tausende Menschen ihr ganzes Berufsleben lang, und zwar seit Jahrzehnten, also schon lange vor dem Auftreten des Coronavirus und dem Einführen der Pandemieverordnungen, tagein tagaus acht Stunden, zehn Stunden oder länger OP-, FFP-2- und FFP-3-Masken getragen haben und weiterhin tragen. Nie in all den Jahrzehnten ist eine solche Berufssparte dafür bekannt geworden, dass massenhaft (oder überhaupt je) Menschen am Tragen ihrer Schutzmaske erkrankt oder gestorben sind. Im Gegenteil. Darum werden sie ja auch *Schutz*masken genannt, um eben vor einer Erkrankung der Atemwege auf den diesbezüglich riskanten Berufsfeldern zu *schützen*.

Ähnliches gilt für die Behauptung bezüglich der Corona-Tests. Ich habe selbst Tests an mir durchgeführt und durchführen lassen. Und ebenso wenig, wie ich am Tragen einer FFP-2-Maske erkrankt oder gestorben bin, bin ich durch die Anwendung der Corona-Tests an Covid-19 oder an irgendeinem sonstigen Gebrechen erkrankt oder gestorben. Dasselbe gilt für sämtliche Menschen, mit denen ich näher und entfernter bekannt bin. Auch bin ich nach den Corona-Tests in meiner spirituellen Arbeitsfähigkeit nicht eingeschränkt, und ich werde auch nicht infolge präparierter, über Nase oder Mund angeblich eingebrachter Nanopartikel oder Nanoroboter, wie ebenfalls behauptet wird, manipuliert oder bewusstseinsmäßig fremdgesteuert.

Solcherlei Behauptungen erweisen der anthroposophischen Sache keinen Dienst! Sie sind stattdessen dazu geeignet, nicht nur die anthroposophische Bewegung, sondern die Anthroposophie als solche – und damit nicht zuletzt Rudolf Steiner – zu verunglimpfen und dem gesamten Impuls, der durch den geisteswissenschaftlichen Ansatz und den seelisch-geistigen Schulungsweg als Entwicklungshilfe zu höheren Bewusstseinsfähigkeiten für die Menschheit in die Welt gekommen ist, nachhaltigen Schaden zuzufügen.

Freilich geht es nicht darum, sich gegenüber einer materialistisch gesinnten Welt als mit ihr kompatibel zu gerieren und einer Weltanschauung nach dem Munde zu reden, die das Gegenteil von dem vertritt, was Anthroposophie, was überhaupt Geist-Anerkenntnis ist! Sondern es geht darum, dass man durch ein solches Auftreten, durch das Verbreiten von unhaltbaren bis absurden Behauptungen, zweifellos eine nicht geringe Anzahl von Menschen, die heute nach seriöser spiritueller Orientierung suchen, von der Anthroposophie forttreibt, weil sie vermuten müssen, dass die Lehren der Geisteswissenschaft und des anthroposophischen Schulungsweges von ähnlicher Absurdität und Verschrobenheit sind wie manche Thesen aus der anthroposophischen Bewegung zur Coronavirus-Frage. – Als hätte der anthroposophische Impuls nicht schon genug zu kämpfen!

Das ist auch einer der Gründe dafür, warum mich, wie eingangs eingestanden, die Abfassung des vorliegenden Beitrags bedrückt. Dass man überhaupt solche Dinge zur Sprache bringen muss, ist geradezu niederschmetternd. Und die Gemüter sind aber bereits so erhitzt und die Gedanken und Überzeugungen so festgefahren, dass ich fürchte, dass es mir nicht gelingt, mich unter diesen Umständen überhaupt noch verständlich zu machen.

Denn ob man innerhalb der anthroposophischen Bewegung nun auf Zitate baut oder eigene übersinnliche Einsichten (wie die oben genannten zur Test- und Maskenfrage) geltend macht – in *einem* Punkt scheint man sich einig, nämlich dass der «Feind» klar identifiziert und benannt ist: Es sind die Regierungen, die unzumutbare Maßnahmen verhängen, sowie die Vertreter der Wissenschaft und der Pharma-Industrie, durch die Menschen in den Ruin und in die Abhängigkeit getrieben werden und durch die ein Klima der Angst verbreitet wird. (Wobei man offenbar nicht gewahr wird, dass durch die Verbreitung von Schauermärchen über unzählige Kranke und Tote durch beispielsweise das Tragen einer Maske, ein nicht geringeres Klima der Angst, ja mittlerweile schon eine Art Massenhysterie entsteht, im Zuge derer sich Menschen veranlasst sehen, diverse Befindlichkeiten, welche sie sonst als Tagesform weitgehend unbesorgt abzutun pflegen, nun als eine Folge des Maskentragens interpretieren und in voller Alarmbereitschaft auf jedes angebliche Zeichen achten, das ihnen die Schauermärchen zu bestätigen scheint. – Wahre Schauergeschichten, sowohl auf den sinnlich wahrnehmbaren Feldern als auch auf den übersinnlich wahrnehmbaren Feldern, gibt es zur Genüge! Man braucht keine dazu zu erfinden – weder auf der Seite der Pharmaindustrie und von ihr sich abhängig gemachter Forscher und Ärzte oder der Politik noch auf Seiten der alternativen Bewegung und schon gar nicht derjenigen der anthroposophischen.)

Indem dies gesagt ist, darf der Leser allerdings nicht davon ausgehen, dass ich die Einschränkung der demokratischen Grundrechte nicht für eine äußerst ernste Angelegenheit hielte (– selbst wenn ich mir zuweilen wünschte, man würde sich auch fähig zeigen, die geforderte Eigenverantwortung zu übernehmen). Er soll auch nicht denken, dass ich die journalistischen und medialen Manipulationsversuche, die heute in immer größerem Maßstab unternommen werden, nicht für einen grundlegenden Schachzug der Widersachergeister hielte. Er möge auch bitte nicht glauben, ich sähe die entsetzlichen sozialen und auch wirtschaftlichen Auswirkungen nicht. Und es ist damit auch keinesfalls gemeint oder gesagt, dass nicht etwa ein unsere Kultur- und Lebenswelt prägender und sich immer stärker durchsetzender anti-spiritueller, auf das rein materialistische Dasein ausgerichteter Denk- und Willensimpuls jener widerstreitenden Geister, der äußerst planmäßig ein der höheren Entwicklung des Menschen entgegengesetztes Ziel verfolgt, sich aktuell weitgehend ungebremst seinen Weg bahnt.

Aber man kommt nicht daran vorbei und man darf auch nicht daran vorbeigehen, wenn man sich bemühen will, die verwickelten Fäden etwas zu entwirren und darüber hinaus Andeutungen davon zu machen, was tatsächlich bezüglich der gesamten Coronavirus-Frage als ein Angriff von «Gegen-Geistesmächten» bezeichnet werden kann, den Finger auf die Schwachstelle der Argumentation zu legen, die den Schwerpunkt nicht auch auf das Virus selbst setzt, sondern einzig und allein auf die Geschehnisse rund um das Virus. Denn das, was man sich (auch in weiten Teilen der anthroposophischen Bewegung) sagt und worauf man anschließend alle weiteren Ausführungen aufbaut, ist etwa das Folgende, ist die folgende Schlussfolgerung: *Wenn die Regierung, die sich herausnimmt, die Grundrechte einzuschränken und das Gesundheitswesen zum Spielball einer materialistischen Naturwissenschaft und einer raubtierkapitalistischen Pharmaindustrie zu machen, das Virus für gefährlich hält, dann muss das Virus in Wahrheit ungefährlich sein.*

Doch wenn man die Zusammenhänge mit geisteswissenschaftlichen Erkenntnismitteln unter die Lupe nimmt, erweist sich diese Schlussfolgerung als ein «Kurzschluss»! Und dieser Kurzschluss hat wiederum zwei schwerwiegende Folgen: Die erste Folge ist, dass man die eigentliche Natur beziehungsweise geistige Wesensart des Virus übersieht oder verkennt. Und die zweite Folge ist, dass man in ein Schwarz-Weiß-Denken gerät, dass man in der Außenwelt, das heißt bei «den Andern» auf Fehlersuche geht, was zu verurteilenden Gedanken, zu emotionaler Härte, zu Radikalisierungstendenzen, zu Generalverdächtigungen, ja schließlich zu einer sozialen Abspaltung und sogar bis hin zu offenen Aggressionen gegenüber jedem Mitmenschen führt, der nur eine andere Meinung vertritt. – Aber ist man dann nicht gerade da angekommen, wo die «Gegen-Geistesmächte» den Menschen haben wollen?

Und ist es nicht geradezu logisch, dass diese Gegen-Geistesmächte, die sich ganz besonders von solchen Menschen bedroht fühlen müssen, die der Idee von einem materialistischen Welt- und Menschenbild nicht auf den Leim gehen, sich nicht damit begnügen, die leichtgläubigen «Massen» hinters Licht zu führen, sondern sich gerade auf die Verwirrung solcher Menschen konzentrieren, die ihrem Vorhaben gefährlich werden könnten?

Wäre also in Anbetracht dieser leicht einzusehenden Gegebenheit gerade in den Kreisen der anthroposophischen Bewegung nicht durchaus etwas mehr Vorsicht im Hinblick auf die Sicherheit der eigenen Überzeugungen angebracht, ein sporadisches Selbsthinterfragen und emotionsloses Zurücktreten von den eigenen Standpunkten, um auf etwaige Irrtümer oder «Fallen» aufmerksam werden zu können, in die man unter Umständen hineingetappt ist?

Wäre es nicht geradezu katastrophal, wenn der in sich voll berechtigte Grundtenor, welcher den Bemühungen jener Menschen zugrunde liegt, die der übersinnlichen Welt- und Menschenerkenntnis zugewandt sind und sich jetzt in Artikeln und Rundbriefen für ein Bewusstwerden der Menschheit gegenüber den Einflüssen und Plänen der gegengeistigen Hierarchien engagieren, durch die Folgen des erwähnten «Kurzschlusses» wie ein Missklang verhallen oder Menschen letztlich gar in eine verkehrte Richtung lotsen würde?!

Wenn man jenem berechtigten Grundtenor oder

Anliegen gerecht werden will, muss mehr geleistet werden als die Führung eines Indizienprozesses in der Coronavirus-Frage. Denn (wie an anderer Stelle schon des Öfteren erwähnt) der Materialismus hat sich mittlerweile in unsere Denkart eingeschlichen, und er bedroht daher auch die Anthroposophie, indem geisteswissenschaftliche Mitteilungen nicht selten «dinghaft» behandelt werden, indem man sie also gleichsam zu Objekten macht, mit denen man persönliche Vorstellungen und Überzeugungen zu untermauern geneigt ist, was zur einer «Vermaterialisierung» und damit auch zu einer Intellektualisierung der Geisteswissenschaft führen muss. – Sollte man also nicht lieber – so, wie es auf dem anthroposophischen Schulungsweg ohnehin geübt wird – einen Schritt zurücktreten und versuchen, in vollständiger Freiheit vom eigenen Standpunkt und von dem, was einem so einleuchtend erscheint, die wirklichen Zusammenhänge in der Coronavirus-Frage *jenseits der Schwelle* zu erforschen?

Wenn man dies tut, zeigt sich allerdings, dass die Einschätzung, das Sars-CoV-2-Virus sei nicht schlimmer als eine gewöhnliche Grippe, ein entsetzlicher Irrtum ist!

Diese Konstatierung ergibt sich rein aus der übersinnlichen Anschauung heraus, das heißt vollkommen unabhängig davon, was aus einer mehr oder weniger materialistisch geprägten naturwissenschaftlichen

Forschung über das Coronavirus gesagt wird; unabhängig davon, was Virologen oder Politiker dazu zu sagen haben. Es ergibt sich aus rein spiritueller Anschauung, dass die Begegnung des Menschen mit dem Sars-CoV-2-Virus eine reale Gefahr für seine Entwicklung darstellt – eine Gefahr, die bis heute jedoch offenbar sowohl von materialistisch denkender als auch von nicht-materialistisch denkender Seite kaum oder gar nicht erkannt worden ist.

Wenn jemand vom rein naturwissenschaftlichen Standpunkt aus das Sars-CoV-2-Virus für gefährlich hält und wenn jemand von einem alternativen oder ganzheitlichen Standpunkt aus das Sars-CoV-2-Virus für ungefährlich hält, so haben beide die geistige Dimension des Sars-CoV-2-Virus nicht erkannt. (Der Zweitgenannte hat dann allerdings noch zusätzlich die rein physiologischen Auswirkungen einer Covid-19-Infektion unterschätzt und will die tatsächlichen und offenkundigen Unterschiede in den Krankheitsverläufen und den Folgeerscheinungen von Influenza-Infektionen und Covid-19-Infektionen schlicht nicht zur Kenntnis nehmen.)

Will man also den Stier bei den Hörnern packen und Erkenntnislicht in die verworrenen Verhältnisse und offenen Fragen hineinstrahlen lassen, will man die geistigen Tatsachen (wie die des in der Tat heute wirkenden Gegengeistesstroms) in der rechten Weise und gestärkt vor der Welt vertreten, muss man *anders* vorgehen, als auf mit Zitatenleim zusammengefügte Schlussfolgerungsbausteine oder übertriebene bis falsche Behauptungen zurückzugreifen.

Es beginnt die Stärkung des anthroposophischen Standpunkts, dass in der Gegenwart mächtige Gegengeisteskräfte wirken, welche die Bewusstseinserhellung des Menschen verhindern und damit seinen ihm durch die Christus-Tat errungenen inneren Freiheitskeim rauben wollen, bei der *geisteswissenschaftlichen Betrachtung des Sars-CoV-2-Virus* selbst.

Von der geistigen Eigenart
des Sars-CoV-2-Virus

Bezüglich meines eigenen (aphoristischen) Beitrags hierzu möchte ich anfügen, dass ich die gesamte Untersuchung der Coronavirus-Frage, vor allem in Bezug auf das «Verhalten» des Virus sowie auf die Wirkungen der Impfung, als ein äußerst komplexes Forschungsterrain betrachte, von dem ich mir nicht anmaße zu meinen oder zu behaupten, es vollständig durchdringen und beurteilen zu können! Nicht nur sind in dieses Geschehen die sozusagen ranghöchsten Kräfte involviert, die den gut-göttlichen Hierarchien entgegenstehen, sondern es handelt sich – als ein «Geschehen in Entwicklung» – nicht um ein abgeschlossenes Ereignis, das sich als ein vollständiges Ding untersuchen und abschließend beurteilen ließe. Wie das Virus selbst entwickelt sich das gesamte Geschehen mit seinen vielzähligen Nebengeleisen ständig weiter – und zwar in Abhängigkeit davon, wie sich der Mensch gegenüber dem lebendigen, ihn selbst und das gesamte Weltendasein durchwirkenden Geist sowie gegenüber seiner potenziellen Fähigkeit zur höheren Bewusstheit verhält.

In meiner ersten Betrachtung zum Sars-CoV-2-

Virus (*Die Coronavirus-Pandemie – Anthroposophische Gesichtspunkte,* Dornach [6]2021) habe ich ausgeführt, dass sich mir die «Natur» dieses Virus als eine direkte Folge der spirituellen Versäumnisse des Menschen auf dem Felde des Denkens offenbart hat, als eine Folge also oder «Metamorphose» des Gedankenmaterialismus der letzten 150 Jahre. Die Menschheit atmet heute mit dem Sars-CoV-2-Virus sozusagen die manifest gewordenen Folgen ihrer eigenen, in Bezug auf den Geist und ihre höhere Entwicklung zerstörerischen Gedanken ein. Und ich versuchte darauf hinzuweisen, dass diese Tatsache einen besonders dramatischen Impetus dadurch erfährt, dass sich die zur geistigen Individualität oder zum «Ich» (im Gegensatz zum Ego oder Selbst) des Menschen oppositionär sich stellende Geistesmacht beziehungsweise Anti-Geistesmacht dieses Geschehens zu bemächtigen sucht, indem sie jene als Sars-CoV-2-Viren manifest oder materiell gewordenen Gedankenauswürfe der Menschheit als ein Medium benutzt, um die höhere Entwicklung des Menschen unter der Leitung seines Ichs zu unterbinden.

Die konventionelle Wissenschaft betrachtet das Virus als von außen kommendes Gefahrenpotenzial, das ursächlich mit dem Menschen nichts zu tun hat und gegen das sich der Organismus verteidigen muss.

In anthroposophischen Kreisen hat man hingegen auf der Grundlage bestimmter Ausführungen Rudolf

Steiners die Ansicht gewonnen, dass – vereinfacht gesprochen – die von außen kommenden Dinge den Menschen nicht wie von selbst überfallen, sondern dass der Mensch sie gewissermaßen in sich hineinholt, weil es nun einmal eine Tatsache ist, dass der Mensch durch sein geistiges Wesen mit allem, was in der Welt wirkt und ist, in Beziehung steht; dass also die Anschauung von einem Außen und einem Innen als gegeneinander abgeschlossene Welten nur auf der rein physisch-materiellen Ebene eine gewisse Berechtigung haben kann, nicht aber hinsichtlich des realen Gesamtorganismus des Menschen, der nicht nur den physisch-materiellen Leib, sondern auch einen geistigen physischen Leib, einen Lebensleib, einen Seelenleib und seinen geistigen Kern umfasst. Durch letzteren begegnet der Mensch demjenigen, was in seinen physischen Organismus hineinkommt also noch auf einer anderen Ebene als eben auf der rein physisch-materiellen. Und da seinem geistigen Kern die Potenz innewohnt, das eigene Schicksalsgeschehen aus dem Vorgeburtlichen heraus zu veranlagen und dann in der Inkarnation sozusagen umzusetzen, ergeben sich ganz andere Kriterien, wenn man auf die Aspekte von Gesundheit und Krankheit blickt.

Überträgt man diesen Gedanken auf ein Infektionsgeschehen, so kann man, wie gesagt, zu der Anschauung gelangen, dass es letztlich der menschliche Gesamtorganismus selbst ist, der das Bakterium oder Virus in sich aufnimmt und mit ihm in Interaktion tritt, um am Ende sogar einen Gewinn aus dieser Begegnung zu ziehen; so dass man die Begegnung mit einem Krankheitserreger nicht von vornherein als etwas ansehen darf, wovor man den Menschen mit allen Mitteln zu bewahren hat. Die Begegnung mit bestimmten Krankheitserregern ist – im Gegenteil – essentiell für das Leben in einem materiellen Leib auf einer materiellen Erde. (Zu ähnlichen Schlüssen gelangen heute übrigens auch der Anthroposophie abgeneigte Wissenschaftskreise, nur dass sie den führenden Geist hinter diesem Geschehen, nämlich den eigentlichen, den höheren Menschen, nicht anerkennen.)

Wenn nun die konventionelle Wissenschaft der Ansicht ist, dass das Immunsystem durch eine Impfung bei seiner Verteidigung gegen den Angreifer unterstützt werden müsse, so wird dies aus anthroposophischer Sicht zunächst aus den eben skizzierten Gründen nicht von vornherein als ein Akt der Unterstützung aufgefasst. Man muss befürchten, dass man durch eine Impfung dem (geistig geführten) menschlichen Gesamtorganismus dadurch eher die Kraft nimmt, sich in die Lebensverhältnisse auf dem physischen Plan selbständig und selbstbestimmt einzugliedern.

Nun scheint allerdings diese Anschauung in weiten Kreisen der anthroposophischen Bewegung zu einer «Heiligen Kuh» geworden zu sein, zu einem unantastbaren, niemals in Frage zu stellenden «Heiligen Gral». Eine derartige Unbeweglichkeit muss insbesondere derjenige, der schon eigene Erfahrungen mit der Wesensart des lebendigen Weltengeistes gemacht hat, grundsätzlich als nicht wirklichkeitsbelastbar erkennen (siehe Rudolf Steiners Pockenimpfung). Doch sie muss sich gerade jetzt, nämlich in Bezug auf das Sars-CoV-2-Virus (und zweifellos in Bezug auf viele andere, in naher Zukunft noch auftauchende Viren) für die übersinnliche Betrachtung als fatal herausstellen!

Man könnte sagen: Zwar hat alles, was zuvor angedeutet worden ist, noch immer seine Gültigkeit. Doch durch die Tatsache, dass sich die «Entstehung» des Virus unter Bedingungen abgespielt hat, die es bis vor kurzem in der Weltgeschichte nie gegeben hat, ändern sich plötzlich die Vorzeichen sämtlicher Parameter. Und da heute kaum ernstzunehmende Untersuchungen aus echter anthroposophischer Forschung heraus gemacht werden (können), tritt nun innerhalb weiter Kreise der anthroposophischen Bewegung im Grunde dasselbe ein, was auch innerhalb der konventionellen naturwissenschaftlichen Kreise der Fall ist: Man erkennt zwar innerhalb anthroposophischer Kreise, dass genau genommen der Mensch es ist, der das «von außen» kommende Virus in sein Inneres aufnimmt, anstatt von ihm «überfallen» zu werden, aber man glaubt ebenso wie in anderen Kreisen, dass der seelisch-geistige Mensch *nicht* die *Ursache* für die Entstehung der Corona-virus-Pandemie ist.

Dass die Menschheit ein Versäumnis im Ich begangen hat, dass sie dasjenige, was in der anthroposophischen Terminologie als «Bewusstseinsseele» bezeichnet wird, noch kaum oder im weitesten Sinne gar nicht aktiviert hat, *obwohl sie es schon längst hätte tun können* (wodurch die Opfertat und -gabe des Christus überhaupt erst zu ihrer eigentlichen Bestimmung und Erfüllung geführt würde), hat dazu geführt, dass sich die Menschheit ihr Schicksal nicht nur – wie auch früher schon – selbst bereitet, sondern dass sie nun – im Gegensatz zu früher – seit neuestem *nicht über die Mittel verfügt*, ihrem selbst bereiteten Schicksal in heilsamer Weise zu begegnen.

Denn bis vor kurzem, als nämlich der Mensch das Versäumnis in seinem Ich noch nicht begangen hatte, war in der Begegnung mit einem viralen Krankheitserreger dasjenige, was in der anthroposophischen Bewegung zuweilen als das «periphere» Ich des Menschen bezeichnet wird, zuständig – und ausreichend. Es war die Infektionserkrankung bis zu diesem Punkt ein sozusagen vegetativer Prozess, der sich dem Bewusstsein des Menschen entzog. Der Mensch konnte nur anhand seiner physiologischen Reaktionen, wie zum Beispiel an den Fieberprozessen wahrnehmen, dass ein «höheres Etwas» in ihm in Aktion getreten ist. Weder konnte er selbst bis zu diesem Zeitpunkt, das heißt sein taghelles Bewusstsein, die Auseinandersetzung mit dem Krankheitserreger leiten – *noch brauchte* er sie zu leiten!

Dadurch, dass aber mittlerweile ein gravierendes Ich-Versäumnis eingetreten ist, dadurch, dass der Mensch sich in einer Zeit, in der er seine Bewusstseinsseele zum Einsatz bringen könnte und müsste, seine Bewusstseinsseele nicht zum Einsatz gebracht, sondern stattdessen überreife, faulige Früchte der Verstandesseele hervorgebracht hat, welche jetzt auf der *physischen Ebene* manifest geworden sind in Form des besagten Virus, kommt heute das Versäumnis mit einer vielfachen Wucht sozusagen als *Anforderung* an den Menschen auf ihn zu: Er müsste dem Virus beziehungsweise vielmehr allen leiblichen Prozessen, die sich bei früheren Infektionsgeschehen in seinem Organismus noch unter der Leitung seines von der Peripherie aus wirkenden und somit für sein Bewusstsein unbemerkt wirkenden höheren Ichs abgespielt haben, jetzt von *innerhalb* seines Leibesdaseins *bewusst* begegnen können! Denn das Versäumnis bestand ja eben darin, dass er keine Anstrengungen unternommen hat, um sein höheres Ich sozusagen von der Peripherie in sein Inneres hinein zu holen, um es also von innen heraus tätig werden zu lassen. Nun müsste er, um dasjenige, was er durch sein Versäumnis an Gefahr für sich selbst kreiert hat, wieder aufzuwiegen, um also die schädliche Wirkung des Sars-CoV-2-Virus abzufangen und in eine ihm nützliche oder zumindest ihn nicht weiter schädigende Form zu verwandeln, in der Lage sein, diejenigen leiblichen Prozesse, die sein weises höheres Ich zuvor von außerhalb seines Leibes, das heißt ohne sein taghelles Bewusstsein geleitet hat, jetzt durch sein höheres Bewusstsein selbständig zu leiten! Es müsste also das höhere Ich ganz in seinen physischen Leib hineinrücken, ganz in seinem gewöhnlichen Bewusstsein bis hinunter in die Leibesprozesse erwachen, oder anders gesagt: der Mensch müsste aus seinem gewöhnlichen Bewusstsein heraus aufwachen zu seinem höheren Ich-Bewusstsein in einem Umfang, der ihm gestattete, seine Immunisierungsvorgänge bewusst zu steuern – *eine unerfüllbare Aufgabe!*

Selbst wenn die Menschheit *keine* Versäumnisse in Bezug auf ihre Bewusstseinsseelentätigkeit in den letzten 150 Jahren begangen hätte, wäre der Mensch zu einem solchen Bewusstseinsakt heute noch längst nicht in der Lage. (Allerdings hätte er in diesem Fall auch nicht etwas aus sich herausgesetzt, was jetzt in der Gestalt eines Coronavirus auf ihn zurückgekommen ist.)

Man vergegenwärtige sich anhand dieser uns nun gestellten, aber gar nicht zu bewältigenden Aufgabe die ungeheure Dimension dessen, was der monströsen «Natur», der Wesensart, der Geistigkeit oder vielmehr «Ungeistigkeit» des Sars-CoV-2-Virus zugrunde liegt!

In Anbetracht dieses Umstands ist es kaum zu ertragen, wenn es aus allerlei Richtungen durch die anthroposophische Bewegung hindurch und aus ihr herausschallt, dass das Sars-CoV-2-Virus als harmlos einzustufen sei, dass es sich im Grunde von einem gewöhnlichen Grippeerreger nicht unterscheide, ja wenn sogar von einem «gutartigen» *Ich* des Virus fabuliert wird, das der Mensch gleichsam zu sich einladen und umarmen solle. Und dass von «offizieller» Seite der anthroposophischen Bewegung für Schutzmaßnahmen und Impfungen plädiert wird, obwohl man von den hier dargestellten Zusammenhängen offenbar keine Kenntnis hat oder zumindest darüber nichts sagt, kann auch nicht gerade hoffnungsfroh stimmen. – Es ist, wie auch schon im ersten Band zur Coronavirus-Pandemie gesagt wurde, dieses Virus mit seinen gegenwärtig bekannten Mutationen oder Varianten erst die noch recht schwache Vorhut von Erregern noch viel größeren Kalibers. Aber der Ursprung und der «blinde Passagier» des Sars-CoV-2-Virus sind dieselben wie diejenigen der in Zukunft noch folgenden Erreger. Denn wenn der Mensch jetzt keine Kehrtwende in seiner Haltung gegenüber seiner eigenen, nämlich geistigen, Natur macht, wenn er jetzt keine Anstalten macht durch dieses Ereignis, das mehr als nur ein Warnschuss ist, die Voraussetzungen dafür herzustellen, «Organe» zu entwickeln, mit denen er die Wirklichkeit zu erfassen und dadurch ein vollkommen anderes Verhalten an den Tag zu legen vermag, werden sich seine neuen Versäumnisse gleichsam exponentiell ausbreitend auf dem physischen Plan niederschlagen und auf ihn zurasen. (Und das Problem von Krankheitserregern, welche durch die eigenen geistigen Kräfte prinzipiell unbeherrschbarer sind, wird dann nicht das einzige sein, womit die Menschheit zu kämpfen haben wird, wie sich heute schon zum Beispiel durch den klimatischen Wandel und dessen Folgeereignisse – in einem erst noch «geringen» Umfang – andeutet.) Es ist ein pandemisches Geschehen. Es ist ein Geschehen, das – da sein ursächliches Versäumnis *spiritueller*, das heißt nämlich moralischer Natur ist – *alle* Menschen betrifft, auch solche, die weniger für die spirituellen Versäumnisse verantwortlich sein mögen. Auch sie werden unter dieser Art der Plage zu leiden haben. Die Menschheit wird es dann dazu gebracht haben, auch ihren eigenen geistigen Hoffnungsträgern, die ihnen von der geistigen Welt als Impulsgeber zum Guten gesandt werden, die Lebensgrundlage zu entziehen und, inmitten der wütenden Stürme wider den Geist, in denen sie sich befindet, auf diese Weise selbst die Fackel fortgeworfen zu haben, die ihr einen Rest von Orientierung in der Dunkelheit hätte geben können.

Es ist mir bewusst, dass diese Zeilen schwer wiegen. Es ist mir bewusst, dass niemand solche «Botschaften» gerne liest. Es ist mir bewusst, dass man lieber solche Berichte liest und viel lieber dazu neigt, sich solchen Anschauungen anzuschließen, die unsere gegenwärtige Situation in einem hoffnungsfroheren Licht erscheinen lassen, die vielleicht sogar vollständige «Entwarnung» geben – erst recht, wenn sie noch dazu mit allerlei beweiskräftigen Zitaten Rudolf Steiners (*und* nicht selten – dies sollte befremden – mit allerlei zu «deckungsgleichen» Ergebnissen kommenden Beiträgen von Persönlichkeiten, die ansonsten nicht das geringste Interesse an anthroposophischer Menschen- und Welterkenntnis haben) gespickt sind.

Ja, es ist mir bewusst, dass die Schilderung dieser düsteren Verhältnisse und Aussichten nicht das ist, was die Seele hören möchte. Aber wenn im Zimmer ein Brandherd auflodert, wird doch niemand in seinem Bett liegen bleiben wollen und so tun, als wüsste er nichts davon, in der Hoffnung, es würden dadurch die Flammen verschwinden. Er würde, im Gegenteil, gewiss aufspringen und den Brandherd zu löschen versuchen. Und wenn er während des aufkeimenden Brandes geschlafen hätte, wäre er später gewiss froh, dass ihn sein Nachbar, der den Brand bemerkt hat, aufgeweckt hat. Und er würde gewiss nicht den Umstand, dass er vom Schlaf aufgeweckt worden ist, dafür verantwortlich machen, dass es in seinem Schlafzimmer nun nicht mehr so gemütlich ist wie vor dem Brand.

Wenn man vor diesem Hintergrund noch einmal zurückschaut auf die oben skizzierte, heute so häufig angewandte Methode, nämlich anhand von geisteswissenschaftlichen Forschungsergebnissen Rudolf Steiners Schlussfolgerungen bezüglich der aktuellen Vorkommnisse zu ziehen, dann auf diese gedankliche Konstruktion weitere, eigene, zu dem Übrigen scheinbar widerspruchslos passende Vorstellungen zu setzen und auf diese Weise zu einer Beurteilung der Lage mit anschließender Verhaltensempfehlung für seine Mitmenschen zu kommen, kann man erkennen, wie «teuflisch» das Coronavirus (oder vielmehr der durch es wirkende Gegengeist) vorgeht, sogar schon ohne über den Weg einer Infektion zu wirken.

Man gerät bei Anwendung dieser Methode unmittelbar in Gefahr, Richtiges zu Falschem zusammenzusetzen. – Alles passt so schlüssig zueinander. Alles erscheint plötzlich glasklar! Euphorie breitet sich aus. Man will hinaustreten in Form von Artikel, Rundbriefen, Vorträgen mit dem, was einem so durch und durch einleuchtet, um andere (zumeist ungebeten) ebenfalls zur Erleuchtung zu führen. Und nur selten kommt es offenbar vor, dass man sich fragt, warum plötzlich auch solche Mitmenschen die eigenen Überzeugungen teilen oder gutheißen, die von Anthroposophie (in deren Zentrum der Christus-Impuls steht) und von denjenigen Idealen, die der anthroposophische Geistesschüler anstrebt, unter Umständen nicht das Geringste wissen wollen. Aber die Überzeugung, man habe das Übel eindeutig lokalisiert und darüber hinaus ein gutes Rezept für den Umgang mit dem Virus gefunden, scheint so unumstößlich zu sein, dass man diesen einen, die Schlüssigkeit des Ganzen so merkwürdig störenden Wermutstropfen einfach beiseite wischt und weitermacht.

Dass sich die Impulse des Ich-Gegners, auch über eine materialistische Medizin oder Pharmakologie einschleichen, dass sie sich einschleichen über die verschiedensten Türen, die unter anderem dadurch aufgestoßen worden sind, dass die Idee der Dreigliederung des Sozialen Organismus nicht platzgegriffen hat, ist unbestreitbar, und dieses Problem muss erkannt und angegangen werden (– auch wenn die Chance für den Dreigliederungsimpuls bis auf Weiteres verpasst ist). Aber den Angriff auf das freie Ich *ausschließlich* auf dieser Ebene zu brandmarken und aus Unkenntnis der übersinnlichen Tatsachen mit fliegenden Fahnen an einem wesentlichen Angriffsfeld dieses Gegengeistes vorbeizueilen, führt nicht nur dazu, sich seiner Sache gefährlich sicher zu sein und dadurch doch in die Erkenntnisfalle zu tappen, sondern es führt nicht zuletzt auch dazu, dass man seine Mitmenschen durch unachtsames Verhalten unnötig in Gefahr bringt (– ein Verhalten, von dem man freilich sicher ist, dass es nicht unachtsam sei, weil man der unumstößlichen Überzeugung ist, seine Mitmenschen gar nicht gefährden zu können durch ein «ungefährliches» Virus). Bleibt die Erkenntnis des eigentlichen Ursprungs des Virus (– der geist-schlafende Mensch! –) sowie die Erkenntnis des Manipulators dieses Partikels (– die «soratische» Gegengeistigkeit –) aus, kommt man also mit «Richtigem» mitunter zu «Unrichtigem». Man pocht auf die Richtigkeit der Gleichung, bemerkt aber nicht, dass sich die «Vorzeichen» in der Gleichung plötzlich geändert haben.

Daher sei mit stichpunktartigen Sätzen noch einmal auf eines der größten heute vorliegenden Probleme in Bezug auf das Sars-CoV-2-Virus hingedeutet:

Ja, der *Mensch* ist es, der dem Virus Einlass gewährt als ein nun seiner Lebenswelt angehöriges Teil. Und der physische Leib geht – unter der Leitung des «schlafenden» Ichs, das heißt des nicht im physischen Leib bewusst gewordenen höheren Ichs – mit dem Sars-CoV-2-Virus um, wie er dies auch früher immer getan hat, wenn der menschliche Organismus mit anderen Erregern in Berührung gekommen ist. Das heißt, der Mensch nimmt mit dem Sars-CoV-2-Virus in der herkömmlichen Weise – nämlich unbewusst – einen Erreger in seinen Organismus auf, der nun aber nicht in der herkömmlichen Weise von einem «schlafenden» Ich gehandhabt werden kann – was nicht zuletzt an der überschäumenden Reaktion des Immunsystems erkennbar ist, die zu schwersten Krankheitsverläufen führen kann. Das Virus bringt es fertig, das «periphere» Ich (wenn man bei der Terminologie mancher Autoren bleiben will), welches der Mensch durch sein geistiges Versäumnis nicht in sein Inneres hineingeholt und dort zum Bewusstsein gebracht hat, es also sozusagen schlafen lässt, zu «überrumpeln» und es zu einer Art Autoimmunreaktion zu provozieren.

Der unbewusste oder unterbewusste Umgang mit *diesem* Erreger genügt nun nicht mehr. Was der Mensch versäumt hat in seiner geistigen Entwicklung, nämlich das Anstreben eines Bewusstseinszugangs zu seinem höheren Ich, kommt jetzt als eine geistige Tatsache mit vielfacher Potenz in Form eines Partikels (entsprechend seines materialistischen Denkens und seiner Überzeugung, die Welt sei ein Teilchen-Kosmos) auf ihn wiederum zu, und diesem könnte er nur Herr werden, wenn er (entgegen dieser materialistischen Teilchen-Kosmos-Überzeugung) einen vollen Bewusstseinszugang seines Selbstes zu seinem höheren Ich herstellte und damit das unvergängliche Ich zum voll verantwortungsfähigen, mächtigen Beherrscher seines Selbstes und darüber hinaus aller immunologischen Abläufe in seinem leiblichen Organismus erhöbe.

Dass der Mensch dazu beim besten Willen nicht in der Lage ist, gehört zu der großen Misere, die sich die Menschheit bereitet hat und aus der sie jetzt nicht mehr ungeschoren wieder herauskommt. (Das ist der Preis der vollständigen Freiheit des menschlichen Ichs: dass auch tatsächlich Konsequenzen durch das Handeln des Menschen eintreten, von denen er nicht durch einen deus ex machina wieder erlöst wird. Denn er muss einsehen lernen: er selbst ist der deus ex machina. Er ist das freie göttliche Wesen, in welches die gute geistige Welt Vertrauen setzt. Es wird keine höhere Macht kommen, um den von ihm erzeugten Scherbenhaufen zu beseitigen. Der Erlöser *ist* schon da gewesen! Der Mensch muss die Werkzeuge, die ihm durch das Opfer des Erlösers übereignet wurden, erkennen und anwenden lernen.)

Was wir uns also in diesem Fall, nämlich mit Sars-CoV-2, in unseren Organismus eingliedern, wird zwar von unserem Organismus zunächst ebenso behandelt wie zuvor, aber da es sich von allem Vorherigen in seiner Geistesart unterscheidet (dadurch, dass die Menschheit es durch den Willen zur Geistlosigkeit zu einer real wirksamen Gefahr und noch dazu zum Träger des Sorat-Impulses hat werden lassen), ist kein «automatischer» Schutz mehr gegeben, wie er vorher potenziell – je nach dem, was im Karma des Einzelnen lag – gegenüber anderen Erregern noch vorhanden gewesen ist. Dasjenige, was jetzt, in Form des Coronavirus, Teil der menschlichen Lebenswelt geworden ist, ist – zumindest von gut-göttlicher Warte aus gesehen – nicht als ein solcher Teil konzipiert worden, und es ist auch nicht wie in früheren Zeiten die Produkte Luzifers oder Ahrimans als ein etwas unangenehmes «Hilfsmittel» zum Erkenntniserwachen des Menschen von höherer Warte gelitten. Es ist jetzt ein Partikel – als Träger der «Gegen-Ich-Geistigkeit» – ein Teil der menschlichen Lebenswelt geworden, welches als Ausfluss und Ausdruck des *freien Willens* des Menschen, den lebendigen Geist in der Welt abzulehnen, die lebendigen Geist-Mechanismen in seinem physischen Organismus gewissermaßen zur Handlungsunfähigkeit bringt, oder anders gesagt, welches es den lebendigen Geist-Mechanismen des Menschen nicht mehr gestattet, in adäquater, «natürlicher», dem Menschen nutzbringender Weise mit diesem Partikel, genauer gesagt dem «Geist» jenes Partikels umzugehen. – Die Gleichung ist dieselbe. Aber es tragen, wie gesagt, die Konstanten ihrer Terme umgekehrte Vorzeichen – was in der realen Lebenswelt das Auf-den-Kopf-Stellen des Gesamtergebnisses bedeuten kann.

Was wir an materialistischen Gedanken aus uns herausgesetzt haben, kommt also jetzt als physische Manifestation in feiner Substanzartigkeit wieder zu uns zurück. Wir sind es schließlich selbst, die in jenem Raum leben, in den wir unsere Gedanken hinein absondern. In diesem Raum ergeben sich nun innerhalb des gegenwärtigen Weltenzustands und Formzustands, welcher in der okkulten Schule das «physische Mineralreich» genannt wird, *physisch-materielle* Manifestationen der materialistischen Gedanken der Menschheit als Metamorphose-Produkte. Man sieht daran, wie mächtig der Mensch mittlerweile ist! (Und: man wende dies auf das Gute an! Also auf gute Gedanken im Sinne des «Wahren, Schönen und Guten».)

Erstmalig, durch die Freiheit des Ichs, hat es der Mensch mit physischen Produkten seines eigenen Geistes zu tun. Es ist etwas entstanden, das wirklich in schöpferischer Weise menschlichen Ursprungs ist. Und mit diesem Produkt muss sich der Mensch jetzt befassen. (Dass der Erstwirt des Sars-CoV-2-Virus eine Fledermaus gewesen sein mag oder irgendein anderes Tier, spielt diesbezüglich keine Rolle.) Erstmalig hat der Mensch die Potenz ausgeschöpft, die ihm nun als Ich-Wesenheit gegeben ist, solches zu erschaffen. Nicht im Labor! (Dies mag ja auch geschehen können.) Aber gemeint ist ein geistiges Schaffen; das Erschaffen eines physischen Produkts durch sein seelisch-geistiges Verhalten.

Die Welt ist eine *moralische* Welt! Alle Naturerscheinungen sind moralische Ausflüsse geistiger Wesen.

Das ist die Welt. Und seit der Mensch im Zeitalter der Bewusstseinsseele angelangt ist, ist er durch das, was ihm das Christus-Ereignis gegeben hat, ein Verantwortlicher am Sein und am Werden seiner Welt geworden. Er hat Verantwortung, weil es ihm nun gegeben ist, Verantwortung tragen zu können. Er ist in die Verantwortung für seine Welt gestellt, seit er fähig ist, sie zu übernehmen.

Er ist fähig geworden, seine Welt maßgeblich zu gestalten durch sein Ich. Aber das Ich allein garantiert ihm noch keine *gute* Entwicklung seiner selbst und der Welt! Er kann die Welt durch sein Ich sowohl zum Guten als auch zum Schlechten bringen. Er hat nun ebenso die Macht, seine Welt zugrunde zu richten, wie er sie hat, sie zu einem Kosmos der Selbstlosigkeit und des schaffenden, schöpferischen Lebens hinzuführen. Mit seinem vierten Wesensglied (neben physischem Leib, Lebensleib und Seelenleib), mit seinem *Ich*, ist zwar die Potenz gekommen, seine Welt zu gestalten. Aber es muss jetzt etwas zu dem Ich und dessen Potenz hinzutreten, wenn er seine Welt in einen Kosmos der Selbstlosigkeit, der Liebe, des ewigen Lebens verwandeln will: die *höhere Moral*.

Dem einzelnen Menschen ist an diesem Punkt unserer Entwicklung die Aufgabe gestellt, sein Ich innerhalb seiner Inkarnation allmählich zu einem ebensolchen Bewusstsein zu bringen, wie es der Fall ist, wenn der Mensch sein Leben zwischen Tod und neuer Geburt durchmacht. Nur dann kann er zu jener «höheren Moral» kommen. Diese höhere Moral kann es nur durch die bewusst gesuchte Anbindung an den göttlichen Geist geben. Bleibt die Anbindung unterbewusst (denn sie ist ja in Wirklichkeit immer da), muss das, was auf Erden aus dem Ich heraus ausgeführt wird, nicht auch «gut» sein.

Wenn nun diese Anbindung tatsächlich nicht bewusst gesucht und vollzogen wird, wenn man sich nicht durch entsprechende Übungen die Mittel erwirbt, welche gebraucht werden, um eindeutig zu *erkennen*, was wirklich «moralisch» im Sinne des göttlichen Geistes ist, der uns zu unseren eigenen Gunsten zu Seinesgleichen heranwachsen sehen will, dann bleibt das höhere Ich in der Inkarnation unbewusst tätig. Letztlich ist damit aber die eigentliche Größe und Mission dieses Ichs gleichsam ausgelöscht. Der Mensch hätte in diesem Falle ebenso gut ein Wesen ohne das Ich bleiben können. Er hätte dann nur physischen Leib, Ätherleib und Astralleib, und er käme höchstens bis zur «Verstandes- oder Gemütsseele» hinauf mit seiner Entwicklung. Doch es bestünde ein gravierender Unterschied zu der Zeit *vor* dem Christus-Ereignis und vor dem Bewusstseinsseelen-Zeitalter: *Vorher hatte er kein solches Ich* zur Verfügung, mit dem er gänzlich Herr über seine unteren Wesensglieder werden konnte. Jetzt hat er es aber. Und das bedeutet: Wenn er sich selbst und die Welt heute so behandelt, als hätte er dieses

Ich nicht, macht er sich schuldig an seinem eigenen Geist und am Geist der Welt. Er begeht jetzt *geistige* Versäumnisse und Verfehlungen – nicht mehr «nur» seelische.

Und an diesem Punkt geschieht es, dass sich diejenige geistige Wesenheit Eingang verschaffen kann, die nicht wie die luziferischen Geister besonders im Astralleib oder wie die ahrimanischen besonders im Ätherleib wütet, sondern die der *Ich-Gegner* genannt werden kann. Ihr wird durch geistige Versäumnisse des Menschen, durch die Versäumnisse des Ichs, Tür und Tor geöffnet. Und im Falle des Coronavirus geschieht dies, indem sie die spirituellen Versäumnisse des Menschen-Ichs, welche in dieser Phase der Weltenverhältnisse aufgrund ihrer fortgesetzten Wiederholung in die Materialisation gefallen sind, sich also nicht nur im Gedankenäther, sondern auf dem physischen Plan abgedrückt haben, die sozusagen kondensiert sind, als Trägermedium benutzt, um sich in den Wesensgliederorganismus des Menschen einzuschleichen – gewissermaßen im Kleid asurischer Substanzialität. Es wird Materie, die sozusagen durch die Asuras in amoralischer Weise präpariert ist, zum Träger des soratischen Impulses gegen das Ich. – Der Mensch ist diesem Angriff auf seine Geistnatur gegenüber völlig unbewusst. Sein Organismus reagiert darauf so, wie er es gewohnt war. Aber Letzterer hat es nun mit einer Wesenhaftigkeit zu tun, mit der er nicht in der gewohnten Weise zurechtkommt.

Wenn diese Tatsache nicht erkannt wird, wird man auch nicht einsehen, dass dieses Virus nicht in erster Linie aus dem Grunde so furchtbar ist, weil es zu bestimmten Erkrankungen des physischen Leibes oder sogar zum Tode führt, sondern weil es ein Einfallstor ist für die Impulse der Gegen-Ich-Wesenheit im geistigen Teil des Menschen; weil dann der Mensch bedroht ist, sich in seinem geistigen Teil dem materiellen Erdendasein anheimzustellen. Es wäre das Konterkarieren der Christus-Tat. Das aber würde bedeuten: das Fallen des Menschen *unter* den tiefsten Punkt seines natürlichen Abstiegs aus geistigen Höhen zum physisch-materiellen Plan. Es beginnt dann etwas einzusetzen, was als die (im Grunde unmögliche, nämlich im gut-göttlichen Weltenplan nicht vorgesehene) Beschädigung des eigentlichen geistigen Menschenwesenskerns, des Ichs, bezeichnet werden kann. (Auf dieses Phänomen ist in der «Geisteswissenschaftlichen Menschenkunde» von Rudolf Steiner, GA 107, Dornach ⁶2011, S. 266, hingewiesen worden.) Und bezüglich dieser furchtbaren Gegen-Entwicklung, die der Wille der Gegen-Ich-Wesenheit ist, ist durch das Sars-CoV-2-Virus als «Vorhut» des eigentlichen Heeres dieser Wesenheit ein erster Sieg errungen worden.

Von den Folgen einer Covid-19-Infektion

Wenn von der «Handlungsunfähigkeit» der Geist-Mechanismen des höheren Ichs oder von einem nicht mehr in adäquater Weise Handeln-Können dieses Ichs gesprochen wurde, dann bedeutet dies, dass jeder erwachsene mit dem Sars-CoV-2-Virus infizierte Mensch, also jeder Infizierte, in dem – um das 21. Lebensjahr herum – das Ich voll eintreten kann in seiner Funktion im menschlichen Gesamtorganismus, in der einen oder anderen Weise mit den Auswirkungen der Begegnung mit diesem Trägerteilchen jener «Gegen-Geistigkeit» zu schaffen haben wird. Ob er es bemerkt oder nicht. (Und man mag anfügen: Wenn es *nicht* bemerkt würde, wäre dies in den meisten Fällen aus spiritueller Sicht kein Vorteil.)

Durch die Maßnahmen, die ergriffen worden sind, um die Ausbreitung der Infektion in einem größeren Maßstab abzuwenden, sind für unzählige Menschen dramatische Folgen eingetreten, die noch gar nicht abzusehen sind. Angefangen bei seelischen Beeinträchtigungen, die sich durch alle Altersgruppen ziehen, von denen aber wohl die Kinder und die Alten am ärgsten betroffen sind. Die wirtschaftlichen Folgen liegen auf der Hand; wie sich die Gesellschaften als solche in ihrem jeweiligen Binnenorganismus, also die Menschen untereinander und zueinander entwickeln, steht auf dem Prüfstand; und dass sich auf Länder- und Völkerebene nationalchauvinistische oder «wirtschaftschauvinistische» Tendenzen abzeichnen, kann schon an der Impfstoffverteilung – was auch immer man persönlich von der Impfung selbst halten mag – gesehen werden, (es werden von den wirtschaftlichen Wohlstandsländern vor allem oder wenn überhaupt solche Impfstoffe an ärmere Länder abgegeben, die die Bevölkerung im eigenen Land nicht präferiert). Und gewiss gibt es noch viele weitere Folgen, die sich aus den Anordnungen und Vorkehrungen zur Eindämmung der Pandemie ergeben haben, die künftig noch sichtbar und spürbar werden.

Neben diesen Katastrophen zeichnet sich nun zusätzlich eine andere ab, die direkt mit dem Virus in Verbindung steht: Abgesehen vom Leiden derer, die durch den direkten Krankheitsverlauf von Covid-19 einen gesundheitlichen Einschnitt in ihrem Leben erfahren haben, abgesehen von denjenigen Menschen, die durch die Erkrankung an Covid-19 ihr Leben verloren haben, was – wie im ersten Band angedeutet – eine «Durchkreuzung» des individuellen Karmas darstellen dürfte, und abgesehen von all jenen Menschen, die durch den Verlust eines Angehörigen ebenfalls zu leiden haben, werden die physischen, seelischen und geistigen *Langzeitfolgen* der

Sars-CoV-2-Infektion eine ungeheure Bedeutung annehmen.

Es ist nicht möglich, im Rahmen dieses kurzen Beitrags, der nur einige Aspekte beleuchten und diese auch kaum mehr als streifen kann, die Folgen einer solchen Begegnung des in seinem Ich nicht darauf vorbereiteten Menschen mit dieser Gegengeistigkeit umfassend zu behandeln. Dass ein wachsender Teil der ehemals Infizierten – unabhängig davon, ob der Verlauf der initialen Erkrankung schwer, milde oder symptomlos war – von einem sogenannten *Long-Covid-* oder auch von einem sogenannten *Post-Covid*-Syndrom betroffen ist, deutet auf die nachhaltigen Auswirkungen durch die Infektion hin, (wie sie übrigens bei einer Grippevirus-Infektion, mit der die Sars-CoV-2-Infektion häufig verglichen oder gleichgesetzt wird, nicht vorkommen. Die Influenza-Infektion kann zwar auch schwer und sogar tödlich verlaufen, aber nach abgeschlossenem Krankheitsverlauf bestehen die Symptome *nicht* weiter und es treten auch nicht zu einem viel späteren Zeitpunkt als Folge der ursprünglichen Erkrankung gravierende Schädigungen und Beeinträchtigungen verschiedenster Art auf).

Es versteht sich von selbst, dass in einer Entwicklungsepoche der Menschheit, in der die einzelne Menschenseele über das *Denken*, also zunächst über die Brücke des *Verstehens*, des *Einsehens* von Mitteilungen übersinnlicher Tatsachen den Einstieg zu ihrer höheren Entwicklung finden soll, bei eben diesem Einstieg durch eine Beeinträchtigung des *Denkorgans*, durch die Schädigung der Nerven, zu der es als eine Folge der Covid-19-Erkrankung kommen kann, arg gehandicapt wird. Der Schaden weitet sich also von den Atemwegsproblemen der akuten Erkrankung (vgl. Band I) in einem späteren Stadium, wenn die akute Erkrankung als beendet gilt, auf diejenigen Bereiche aus, von denen – gesamtmenschheitlich betrachtet – die initiale «Versündigung» ausgegangen ist. Es kann zu Konzentrationsschwierigkeiten, zu Gedächtnisschwäche, Wortfindungsstörungen und sogar zur Verminderung der Intelligenz, also zu Demenz-artigen Erscheinungen kommen.

Doch spirituell betrachtet haben diese Symptome ihre Ursache in dem unter Beschuss stehenden Ich. Dieses Ich ist dazu bestimmt, die Leitung über die unteren Wesensglieder zu übernehmen. Es hat im gegenwärtigen Abschnitt der Menschheitsentwicklung zunächst die Aufgabe die vollbewusste Führung des astralischen Leibes, also der Seele zu übernehmen. Wenn dies eines Tages ganz geleistet sein wird, wird sich diese Bewusstseinsführung allmählich auch über den Ätherleib erstrecken. Und wenn der Mensch zu seiner höchsten Daseinsstufe aufsteigt, gewinnt er durch sein Ich auch die volle Bewusstseinskraft über seinen physischen Leib. Da nun durch diejenige

Geistigkeit, die man auch als «Anti-Ich-Geist» bezeichnen könnte und die sich das Sars-CoV-2-Virus als geeignetes Trägermedium gesucht hat, ein Angriff auf das Ich stattfindet, ist die Ursache für die im Nerven-Sinnes-System des Menschen auftretenden Folgeschäden der Infektion an dieser Stelle, nämlich bei dem attackierten Ich zu suchen. Da aber das Ich das höchste Wesensglied des Menschen ist und – ob von «außen» oder «innen», für den inkarnierten Menschen unbewusst oder bewusst – der Verwalter und Gestalter aller Wesensglieder ist, können letztlich alle Wesensglieder (und somit auch alle Glieder des physischen Leibes) von Beeinträchtigungen betroffen sein.

Es ist schon von einer Autoimmunreaktion gesprochen worden. Es tritt durch diese ungleiche Auseinandersetzung mit der Geistigkeit des Sars-CoV-2-Virus prinzipiell eine Schwächung des Ichs nicht nur in Bezug auf seine Führungskraft über die unteren Wesensglieder, sondern auch auf seine eigentliche Funktion gegenüber dem Organismus ein. Das Ich wird so attackiert und manipuliert, dass es seine unteren Glieder nicht behütet und veredelt, sondern angreift und demoliert. Das Ich wird, vereinfacht und verkürzt gesprochen, von dem Ich-Gegner dazu gebracht, das Gegenteil von dem zu tun, was seine eigentliche Natur und Aufgabe ist. Dadurch, dass das Ich aber nicht nur über dem *physischen* Leib steht, sondern auch über dem Ätherleib und Astralleib, wirkt es, wenn es nun zu dieser gegenteiligen Tätigkeit gebracht wird, auch auf diese Wesensglieder schädigend. So entwickelt der Mensch nicht «nur» eine Multiorganerkrankung, die je nach den individuellen (eben Ich-haften) Voraussetzungen verschiedenste Bereiche des physischen Leibes betrifft, sondern er hat potenziell auch mit den Auswirkungen auf seinen Astral- und Ätherleib zu kämpfen. Es können Überforderungsgefühle, Depression, Angstzustände und Persönlichkeitsveränderungen eintreten sowie das Gefühl, nicht mehr derjenige zu sein, der man eigentlich ist. Diese Erscheinungen können auch erst an einem späteren Punkt des Lebensweges oder schleichend kommen, sie können auf- und abebben, und auch diese Unsicherheit, dass der Mensch nicht weiß, wie der Verlauf seiner Erkrankung sein wird, bedeutet eine sukzessive Zermürbung der Seele.

Hier kommt die ganze Wucht dessen zum Tragen, was mit dem Ich beziehungsweise mit einem Angriff auf das Ich verbunden sein kann. – Wenn man diese spirituelle Dimension nicht erkennt und – wie derzeit innerhalb der anthroposophischen Bewegung weit verbreitet – meint, eine Covid-19-Infektion erstrecke sich auf mehr oder eher weniger ernstzunehmende «Erkältungssymptome», dann schaut man lediglich (und dies auch mit einem wirklich sehr eingeschränkten Blick) auf die physischen Symptome, die sich während der akuten Krankheitsphase ergeben.

Da könnte dann der Anthroposoph geneigt sein, weil er von der Reinkarnation weiß, sich zu sagen: *An dem Leib hänge ich nicht so wie der Materialist. Mir kommt es auf die geistige Entwicklung an! Es ist mir darum nicht so wichtig, ob der physische Leib in diesem einen Leben Schaden nimmt oder nicht. Denn ich bekomme ohnehin im nächsten Leben einen neuen.* Dies wäre allerdings eine doppelt kurzsichtige Anschauung!

Als eine im Hintergrund webende Grundhaltung mag sie eine gewisse Berechtigung haben, aber selbstverständlich wird sich gerade der anthroposophische Geistesschüler um die adäquate Pflege auch seines physischen Leibes bemühen, weil er weiß, dass der Mensch seine Lebensaufgaben, die er sich in der geistigen Welt während des vorgeburtlichen Daseins vorgenommen hat, nur dann erfüllen kann, wenn er seinen physischen Leib nicht fahrlässig zugrunde richtet. Der Mensch braucht den physischen Leib zur Erfüllung seiner karmischen Aufgaben. Und der andere Teil der doppelt kurzsichtigen Anschauung bestünde eben darin, dass nicht erkannt wird, dass der Mensch es in diesem Falle mit etwas zu tun hat, was über die Herausforderung seines physischen Organismus hinausgeht. Es gehen die Beeinträchtigungen noch weit über das hinaus, was an rein physischen Schädigungen beobachtet werden kann. Es ist, wie gesagt, hier erstmalig in der Menschheitsentwicklung in dieser spezifischen Weise unmittelbar das Ich bedroht in seiner eigentlichen, höheren Funktion. Es geht um eine Beeinträchtigung der höheren Bewusstseinskräfte!

Wenn das Ich nicht ohne Weiteres oder nicht mehr voll eintreten kann in seine eigentliche Funktion, ist es für den Betroffenen sehr viel schwieriger, den Schulungsweg der seelischen Selbsterziehung zu beschreiten, überhaupt sich den geistigen Welten gegenüber zu öffnen. Ein Einstieg in die höhere Bewusstseinsentwicklung wird gegenüber den ohnehin schon durch den Gedankenmaterialismus erschwerten Bedingungen noch schwerer für den Menschen. Und für denjenigen, der ihn bereits geschafft hat, wird es mit dem Meditieren zunächst gewiss nicht einfacher. Er wird sehr damit zu kämpfen haben, sein Ich Herr werden zu lassen über die unteren Seelenglieder, denn es handelt sich wirklich um einen Angriff auf das Ich, auch wenn er über die Domäne der Asuras, über das Einfallstor des physischen Leibes, über die Beeinträchtigung des physischen Leibes, erfolgt. Wird das Ich angegriffen, wirkt sich dies auf alle anderen Wesensglieder aus. So wie das Ich die Befähigung hat, im besten Sinne Herr der niederen Wesensglieder zu werden, so gehen von ihm auch die mächtigsten Wirkungen auf die unteren Wesensglieder aus, wenn es schwach ist. Dann wirkt sich diese Schwachheit mit einer ebensolchen negativen, destruktiven Stärke auf die übrigen Glieder des Menschen aus, wie seine moralische Reife die stärksten positiven Effekte auf die übrigen Glieder haben kann. Wenn der Herr im Haus schwach und krank wird, gerät alles in Unordnung.

Das Ich ermöglicht dem Menschen das Leben in der *Selbstlosigkeit*. Die Selbstlosigkeit ist ein Geschenk an die mitmenschliche Umgebung, sie ist das Lebenswasser für den gesamtmenschheitlichen Organismus. Dafür ist das Ich dem Menschen gegeben worden. Die Selbstlosigkeit ist die eigentliche Qualität des Ichs, zu der es bestimmt ist, die es aber nur über den Weg der freien Entscheidung des Menschen erhalten beziehungsweise entfalten kann. Weil nun aber ein Versäumnis in dieser Ich-Entwicklung eingetreten ist, ist die Geißel namens Covid-19 ein gesamtmenschheitliches Phänomen. Das, was mit dem Ich durch die Selbstlosigkeit an Gutem hervorgebracht werden könnte für den Menschheitsorganismus, kehrt sich durch das Versäumnis im Ich gleichsam um und wirkt sich nun im schlechten Sinne ebenfalls auf den Menschheitsorganismus, nun allerdings «pandemisch» aus. Daher ist es auch ein das Einzelkarma-durchkreuzendes Phänomen (siehe Bd. 1, S. 24ff.). Und aus demselben Grunde darf man nicht dem Irrtum verfallen zu meinen, dass diejenigen Menschen, die an Covid-19 erkranken, in ihrem Ich von Natur aus, also aus karmischen Gründen nicht kräftig seien. Es mag sehr wohl vorkommen, dass Menschen, die sich mit ihrem Ich noch nicht zur Bewusstseinsseelen-Tätigkeit aufgemacht haben, an

Covid-19 erkranken. (Diese Versäumnisse waren ja sozusagen der Ursprung des Virus.) Aber dieses Versäumnis ist ein «menschheitsepochales» Versäumnis, weswegen auch diejenigen Seelen, die sich in irgendeiner Weise (es muss ja nicht die des anthroposophischen Schulungsweges sein) zu einem Bewusstseinsseelen-Erwachen aufgemacht haben, *ebenfalls* nicht vor der Erkrankung an Covid-19 und seinen Folgen geschützt sind. Wie es nun einmal charakteristisch für «menschheitsepochale» Versäumnisse ist, sind auch diejenigen betroffen, die am wenigsten zu diesen Versäumnissen beigetragen haben. Solche Seelen tragen dann – als einigermaßen unschuldige, aber nicht unbedingt freiwillige Opfer – in ihrem individuellen Karma die Folgen des Menschheitskarmas mit. Wenn man die spirituelle Dimension des Coronavirus-Problems zu erfassen sucht, muss man sich schon auch vor Augen halten, dass – wie oben bereits erwähnt und an dieser Stelle noch einmal unterstrichen werden soll – die Menschheit mit solchen Versäumnissen, die das Ich betreffen, riskiert, ihren eigenen geistigen Inspiratoren, die ihr von der geistigen Welt zugesendet werden, den Boden der Wirksamkeit zu entziehen, weil auch ihnen die physischen Bedingungen für ihre Wirksamkeit erschwert oder entzogen werden.

Über den seelisch-geistigen Schulungs-
weg und seine Wirkungen

Der Mensch ist in die Freiheit entlassen, und dies hat
einen Preis. Es kann diese Tatsache zu unangeneh-
men Konsequenzen führen, wenn man nicht «in die
Schule» gehen will, sondern glaubt, man sei schon
reif durch das, was man hat. – Es ist heute ein kriti-
scher Punkt in der Menschheitsentwicklung erreicht.
Es besteht für uns die große Chance, welche, wenn
wir sie nutzen, den gesamten Verlauf der Weltent-
wicklung bestimmen wird und die uns mitsamt der
geschaffenen Welt am Ende unserer Entwicklung in
die Vereinigung mit dem Logos zurückführen kann.
Es ist die Chance heute da, die ersten Schritte zur
«Gottwerdung» durch das im physischen Leib, also
während der Inkarnation bewusstwerdende Ich zu
nehmen. Und gerade aus diesem Grund wird zugleich
der Frontalangriff auf diese Chance unternommen,
also gegen die Bewusstwerdung des Ichs, von Geis-
tern, die in die Vereinigung mit dem Logos nicht eintreten wollen, sondern stattdessen ihr Selbstheitsein
in Ewigkeit zu verwirklichen gedenken auf Kosten
der Kräfte anderer Wesen – wie derjenigen des Menschen. Sie versuchen den Menschen so zu manipu-

lieren, dass er nicht bemerkt, dass er ausgenommen wird, dass er am Ende nur herhält für die Verwirklichung fremder, abgründiger Willensimpulse, indem dasjenige «Organ» in ihm in Mitleidenschaft gezogen wird oder werden soll, mit welchem er fähig wäre, diesen Umstand zu bemerken und zu verhüten: sein *Ich*, sein im eigentlichen Sinne Gott-gleicher Teil. Es ist der Versuch der Ent-Göttlichung der Geschöpfe Gottes und die Torpedierung der Möglichkeit jener Geschöpfe, zu Schöpfern (im Sinne ihres Schöpfers, des göttlichen Geistes der Selbstlosigkeit, der Liebe, der Wahrheit und des Lebens) zu werden.

Dass dies vonstattengeht, dass einerseits heute die große Chance da ist, dass der Mensch durch seinen Gott-gleichen Teil in seinem Gesamtwesen sich einmal zum Gott zu entwickeln vermag und dass andererseits eben diese Entwicklung mit allen Anwürfen und Mitteln von gewissen Seiten her verhindert werden soll, das ist es, was der Mensch erkennen lernen muss. Und erst recht muss er es *heute* sehen lernen und sehen lernen wollen, wenn er ein anthroposophischer Geistesschüler sein will. Denn sonst riskiert er, dass die Geisteswissenschaft selbst oder richtiger gesagt, falsch verstandene oder verwendete Bruchstücke dieser Geisteswissenschaft durch ihn zum zerstörerischen Instrument werden, das jenem Frontalangriff auf die Chance des Menschen zur höheren Bewusstwerdung am Ende zu Diensten ist.

Dies kann geschehen, wenn anthroposophische Geisteswissenschaft im Kern missverstanden wird. Und um diesen Kern muss es sich für denjenigen handeln, der anthroposophischer Geistesschüler sein will.

Dabei müsste er zunächst einsehen, müsste sich frei heraus und offen eingestehen, dass durch die hier wiederholt angesprochene «Methode», mit der man heute in der anthroposophischen Bewegung so häufig zur Beurteilung bestimmter Ereignisse schreitet, zwar Richtiges erkannt und wiedergegeben werden kann, dass aber die daraus gezogenen Schlussfolgerungen bei alleiniger Anwendung der irdischen Logik nicht unbedingt zu richtigen Ergebnissen führen. Ja, es kann diese Methode, wie gesagt, zum Gegenteil dessen führen, was sich im Licht der geistigen Wirklichkeit als wahr herausstellen würde. Hier würde man also dazu kommen müssen, Vorsicht walten zu lassen.

Denn man würde oder müsste sich als anthroposophischer Geistesschüler darauf besinnen, *was der Kern der anthroposophischen Geistesforschung* ist: Es ist der sogenannte *Schulungsweg der Seele.*

Wenn man sich zugibt, dass man in Wahrheit die Mittel nicht hat, die noch unerkannten Erscheinungen in der Welt, wie das Coronavirus, auf übersinnliche Art zu erforschen (weshalb ja überhaupt erst auf die erwähnte «Methode» zurückgegriffen wird), braucht man aber keinesfalls die Flinte ins Korn zu werfen! Denn man weiß schließlich, dass Abhilfe möglich ist!

Der Urgrund zur Behebung im Grunde beinahe aller Probleme, die in der Menschheit gegenwärtig dominant sind, besteht in der Aufnahme einer konsequenten Erziehung der eigenen Seele. Ein Mensch ist ja auch erst in Wahrheit Anthroposoph oder, anders ausgedrückt, anthroposophischer Geistes*schüler*, wenn er in diese Seelenschulung, zu der Rudolf Steiner dezidierte Angaben gemacht hat, wirklich eintritt und dort – wie auch jeder Schüler einer konventionellen Schule – es nicht beim Eintritt bewenden lässt und auf der Stelle tritt, sondern wenn er Fortschritte zu machen gewillt ist; wenn er also die Fehler, die er gemacht hat, als solche zu identifizieren und dann zu beheben lernt, und wenn er bereit ist, Neues dazuzulernen und gegebenenfalls sich von althergebrachten Vorstellungen zu verabschieden, wenn sich herausstellt, dass sie unvollkommen sind; wenn er also auch wirklich übt mit Ernst, Hingabe und Fleiß.

Wenn der Mensch durch seine seelischen Bewegungen (durch Gedanken, Gefühle und Willensimpulse) Veränderungen am Weltenwesen bis hinein in die physischen Bedingungen vornehmen kann, wie es sich jetzt (nicht nur) am Coronavirus als Folge seines jahrzehntelang praktizierten Gedankenmaterialismus zeigt, muss er die Mittel suchen, um eben diese seine seelischen Bewegungen *läutern* und in einer konstruktiven Weise *lenken* zu lernen!

Eine konstruktive Gestaltung der Welt kann durch die Beherrschung des noch weitgehend unterbewussten Seelenlebens gelingen. Und diese Beherrschung wiederum tritt (allmählich und je nach individueller Verfassung und Möglichkeit) dadurch ein, dass man die entsprechenden Seelenübungen absolviert; dass man diesen Seelenübungen einen *zentralen Platz* in seinem Alltag einräumt und dass man diesen Platz verteidigt gegen die Stürme des Sinneswelt-Alltags, weil man weiß, dass man sich in diesen Stürmen nur dann dauerhaft wird behaupten können, wenn man die Übungen nicht wieder fallen lässt, sondern sie unbeirrt weiter verfolgt. – Es ist etwas ganz Besonderes an diesen Seelenübungen, an der Selbsterziehung der eigenen Seele, die (anders als beim Eintritt des Kindes in eine konventionelle Schule) nur aus dem bewussten Willen des mündigen Einzelnen erfolgen kann: Übt man, die eigene Seele in ihren verschiedenen Tätigkeiten des Denkens, des Fühlens und des Wollens zu läutern, übt man gezielt und beständig – trivial gesprochen – ein «besserer Mensch» zu werden, treten irgendwann Effekte auf einem ganz anderen Feld ein als auf demjenigen, auf dem die Übungen vollzogen wurden und dem die Übungen galten, nämlich dem seelischen. Es tritt als Folge der Selbsterziehung der Seele eine Neuerung auf dem Felde des *Geistes* ein! Es erfolgt das Aufwachen des Bewusstseins zur Welt der höheren Wahrheit und Wirklichkeit. Es entwickelt sich *durch die Übungen* an der *Seele* die Fähigkeit zu übersinnlicher *Erkenntnis*, zu ungeahnten geistigen Kräften! (Aus diesem Grunde nannte Rudolf Steiner seine Übungsanleitungen zur seelischen Selbsterziehung: «*Wie erlangt man Erkenntnisse der höheren Welten?*»)

Eben jene Fähigkeit, die man heute gerne besäße, um mit einer gewissen Sicherheit seriöse Aussagen über die Natur des Coronavirus und die mit diesem Phänomen verbundenen Geschehnisse und Entwicklungen treffen zu können, jene Fähigkeit, die *ersetzen* würde und sollte die fragwürdige Methode des «logischen» Zusammenstellens nicht auf die gegenwärtige Lage sich beziehender geistesforscherischer Ergebnisse Dritter und ihr Zusammenwerfen mit statistischen Erhebungen und allerlei anderer, nicht aus der anthroposophischen Geist-Erkenntnis geschöpfter Behauptungen zu einem fragwürdigen Potpourri, diese Fähigkeit ist zu erwerben durch den ernsten, hingebungsvollen und beständigen Vollzug schon klein erscheinender Seelenübungen. – Gewiss, je mehr sich der geistige Blick, die Fähigkeit zur Geist-Erkenntnis erhellen soll, welche die Hintergründe der irdischen Phänomene zu erleuchten vermag, desto gewissenhafter und mutiger muss geübt werden. Das bedeutet auch, dass man sich durch Fehlschläge nicht aus der Fassung bringen lassen darf und dass man vor allem bereit sein muss, sich selbst immer wieder und wieder in voller Aufrichtigkeit gegenüberzutreten. – Diese beiden Bedingungen sind es, die leider oft nicht erfüllt werden, was dazu beiträgt, dass jemand zwar «einsieht», dass der Übungsweg der seelischen Selbsterziehung richtig und notwendig ist, dass er ihn aber lieber in der Theorie geht, das heißt in Wirklichkeit gar nicht. Denn ja: man kann nicht verhindern, durchaus unangenehme Erfahrungen mit seinen eigenen Seelengründen auf diesem Übungsweg zu machen und zuweilen auch zu enttäuschenden Einsichten über die eigene Wesensnatur zu gelangen – Einsichten, die allerdings nur das Ego ent-täuschen, was ausgesprochen heilsam und der wichtigste Schritt zum Geist-Erkenntniserwerb ist.

Dass es diesen Weg gibt und dass er tatsächlich zum Gewinn ganz neuer und großartiger Bewusstseinsqualitäten und Befähigungen führt, weiß (unter anderen) der Anthroposoph. Und *weil* er davon weiß und darum auch einsehen kann, welche Möglichkeiten der Menschheit dadurch eröffnet werden, dass Einzelne damit beginnen, sich Quellen zu erschließen, aus denen für Viele große Vorteile fließen können, ist er gewissermaßen dazu *verpflichtet*, diesen Weg zu nutzen. Es liegt selbstverständlich im Karma eines Menschen, wenn er sich in der Gegenwart zur Anthroposophie hingezogen fühlt. Es ist kein Zufall, wenn ihn sein Schicksalspfad so führt, dass er sich für die geisteswissenschaftliche Welt- und Menschen-erkenntnis begeistert. Sein höheres Ich hat ihm im Vorgeburtlichen die Weichen dafür gestellt, im Erdenleben das Privileg zu genießen, schon jetzt mit grundlegenden Wahrheiten, wie sie in Zukunft immer weitgreifender dem Menschen zukommen können, bekannt zu werden. Aber eben dieses kommt ihm nicht zu seinem puren Vergnügen zu. Es ist mit dem Bekanntwerden mit übersinnlichen Erkenntnissen nicht dasselbe wie mit dem Bekanntwerden irdischen Wissens. Es kommt einem Menschen dieses «Privileg» des Schicksals letztlich aus dem einzigen Grunde zu, dass er seine Begeisterung für solche übersinnlichen Erkenntnisse, die von einem Anderen vor ihm errungen wurden und die ihm jetzt einleuchten, die mit ihrer Wahrheit an die Wahrheit seines eigenen Innern klopfen und ihm Perspektiven erschließen, die anderen Mitmenschen noch nicht erschlossen sind, zur eigenen Willensbündelung für die Entschlossenheit nutzt, den Übungspfad der Seele, welcher zur Befähigung selbständig erkannter Geisteswirklichkeiten hinführt, einzuschlagen und nie wieder von ihm abzuweichen, wenn dies auch für sein niederes Eigensein zuweilen Entbehrung und Leid bedeutet.

Einem Menschen, den sein Schicksalspfad zur Anthroposophie geführt hat, muss eigentlich dieser Übungspfad im Vergleich zu seinen übrigen mit Anthroposophie in Zusammenhang stehenden Tätigkeiten mit Abstand das Wichtigste sein. Denn er weiß, dass er sich dadurch gegenüber der göttlich-geistigen Welt, von der ihm durch anthroposophische Mitteilungen gesprochen wird und die er mit ganzer Seele bewundert und verehrt, erst «beweisen» kann für das Vertrauen, das sie in ihn setzt. Der Übungspfad ist nämlich auch sein Mittel, um sich als nützlicher Helfer des Guten, des guten Geistes, zu erweisen und einzubringen beziehungsweise sich für ein solches Einbringen zu rüsten. Er weiß, dass er in Wahrheit allein durch die Veredelung seiner Seele der Entwicklung des Weltenganzen dienlich werden kann. – Und gerade, weil ein solcher Mensch um diese Tatsache weiß, versteht er, dass das Wort Christi an *ihn* gerichtet ist: «*Von jedem aber, dem viel gegeben ist, wird viel gefordert werden; und wem man viel anvertraut hat, von dem wird man desto mehr verlangen.*» (Lk 12, 48)

Wenn also das gegenwärtige Unheil durch die Belastung des allgemeinen Gedankenäthers mit unwahren Gedanken, nämlich mit den Gedanken von einer rein materiellen Welt, entstanden ist, so ist es die Aufgabe der Menschheit, aber vor allem desjenigen Menschen, der sich mit Recht Anthroposoph nennen will, diesen Gedankenäther mit *wahren* Gedanken zu durchfluten.

Was sind diese wahren Gedanken?

Es sind die Gedanken vom Ursprung und Zusammenhang der Welt mit jener Wesenheit, die im *Prolog* des Johannes-Evangeliums als der *Logos* bezeichnet wird; von jenem Logos, dem Schöpfer-«*Wort*», aus dem alles hervorgegangen ist, und der zum «*Leben*», dann zum «*Licht*» für die Menschheit wurde, bevor Er schließlich «*Fleisch*» geworden ist, um in Seiner Opfertat – dem Durchwandern des fleischlichen, des materiellen Todes – dem Tod seinen Stachel zu nehmen dadurch, dass Er dem Menschen die Fähigkeit verliehen hat, zum vollen Bewusstsein der tatsächlichen Unsterblichkeit seines eigentlichen, geistigen Wesens zu gelangen und aus diesem Bewusstsein heraus aus freiem Willen zur vollständigen Unsterblichkeit, zur Unsterblichkeit seines gesamten Wesens aufzusteigen durch die Durchsetzung seiner Wesensglieder mit den moralischen Prinzipien dieses Logos. Diese Prinzipien, die der Menschheit offenbar geworden sind durch das Leben und die Taten des Logos auf Erden in Gestalt des Christus Jesus sind: Vorurteilslosigkeit (die Kraft zur Verehrung des Ewigen und Guten in dem einzelnen Menschen), Liebe und Gewissen.

Bewegt der Mensch in seiner Seele diese wahren Gedanken, wird er hingezogen zu den Prinzipien des Logos. Er *läutert* seine Seele durch die *Anwendung* der moralischen Logos-Prinzipien, zu der ihm im Sinnesalltag viel Gelegenheit geboten wird. Es wird in ihm licht.

Das «Durchmoralisieren» seiner Gedanken ist aber unmittelbar der Beginn des Durchmoralisierens auch des allgemeinen Gedankenäthers, in welchem alle Menschen miteinander verbunden leben. Der den seelischen Übungspfad beschreitende Mensch «belebt» dadurch wieder diesen Gedankenäther, der dem übersinnlichen Bewusstsein heute schon beinahe abgestorben, erstarrt scheinen muss. Und auf diese Weise lässt er ein Heil-Serum in die Welt hineinfließen, von dem *alle* Menschen profitieren. – Dadurch aber geschieht nichts Geringeres, als dass der Mensch denselben Weg – nur umgekehrt – einschlägt, den der Logos einst zu ihm genommen hat. Der Mensch steigt aus seinem bloßen «Fleischeswesen» hinauf zum *«Licht»*, welches ist: die Erhellung seines Bewusstseins, die Belebung des Gedankenäthers durch eben jene Übungen, durch das Üben, wahre Gedanken zu denken von dem Logos, von dem Christus. Dadurch kommt ihm selbst das «Licht» zu, der «Heilige Geist». Er wird durch dieses Licht, das nun in seinem individuellen Inneren entzündet ist, zu einer Lichtquelle, die in die Welt hinaus strahlt, das heißt, durch die er den allgemeinen Gedankenäther mit dem Licht der Wahrheit durchleuchtet. – Es ist die einzige dauerhaft wirksame Handhabe gegen die verschiedenen Ausgeburten des «Bösen», die einzige Möglichkeit vor allem, das massenhafte Auftreten *neuer* Ausgeburten dieses Gegengeist-Impulses zu verhindern.

Aus diesem Grunde, weil eben der zur Anthroposophie Gekommene um diese Zusammenhänge weiß,
weil er weiß, dass und wie er Vorsorge gegen derartige Manifestationen des Bösen in der Welt treffen
kann und wie er stattdessen sich selbst und seine Welt
zur moralischen Veredelung, zur Wahrheit und zum
Leben führen kann, macht sich ein solcher Mensch
letztlich schuldiger, wenn er die ihm bekannten Mittel zur Bewahrung und Entwicklung der Welt nicht
mit allem Ernst ergreift, als ein Mensch, der der materialistischen Weltanschauung anhängt und sich
dementsprechend verhält, aber von all dem noch nie
etwas gehört hat. Der anthroposophische Geistesschüler, der Schüler Christi muss sich immer wieder
sagen, dass er durch das Wissen um bestimmte Erkenntnisinhalte allein der Welt noch keinen Dienst
erweist. Erst wenn sich diese Wissensinhalte so in
seiner Seele abdrücken, dass er zu einem «anderen»
Menschen wird, zu einem Menschen, in dem diese
Wahrheitsinhalte zum Leben erweckt sind, nämlich
durch die schonungslose Ehrlichkeit gegenüber den
eigenen seelischen «Untiefen» und das unerbitt-
liche Bemühen darum, sie zu beseitigen, wird er in
vollem Sinne dem Geschenk seiner Inkarnation und
seinem karmischen Auftrag gerecht. Nicht durch das
Wissen allein, sondern durch die Verwandlung seines Inneren zum Guten. – *Wissen* vermitteln auch
die Gegengeisteskräfte! (Allerdings gerät es dem
Menschen dann zur Waffe gegen sich selbst.)

Wie konsequent man auf diesem Wege gehen kann und sollte und welche Mittel man dazu anwenden kann, verdeutlicht das Gleichnis Jesu Christi aus dem Lukas-Evangelium, das sogenannte Gleichnis «vom ungerechten Verwalter». (Eine kurze Auslegung dieses Gleichnisses ist im Anhang zu finden.)

Durch Seelenübungen, denen die moralischen Prinzipien des Logos-Christus zugrunde liegen, erreicht also derjenige Mensch, der den Weg zur Veredelung der Welt sucht, das wirkliche Wissen, das heißt die Erkenntnis von den Ursachen und Zusammenhängen der ihn umgebenden Verhältnisse und Erscheinungen. Über diesen Weg kann er zu echten Einsichten auch in die «Natur» des Coronavirus und der durch es entstandenen vielschichtigen Verwicklungen und Herausforderungen kommen, ohne sich mit bloßem Glauben, scharfsinnigem Kombinieren von Indizien und mit Schlussfolgerungen behelfen zu müssen.

Man wird dann einsehen, dass es mit dem *Glauben an die Liebe* und an die *unermesslichen Heilungskräfte* im Menschen, auf die man sich heute (auch innerhalb der anthroposophischen Bewegung) gerne beruft, allein nicht getan ist und dass der *Glaube an den freien, selbstbestimmten Menschen* nicht etwa darin besteht, innerhalb des gesellschaftlichen Zusammenhangs, des sozialen Organismus dasjenige zu tun und zu lassen, was einem im Augenblick einleuchtet, sondern dass es um die *«Liebe zur inneren*

Freiheit» geht (GA 10, [25]2018, S. 146), also um die Freiheit vom eigenen Sonderstandpunkt.

Dann wird man auch in die Lage kommen, die *eigentliche* Gefahr, die von diesem Virus ausgeht, zu entdecken.

Eine Infektion mit dem Coronavirus bedeutet dem Geisteswissenschaftler eine ernsthafte Gefahr für die Menschheit an diesem Punkt ihrer seelisch-geistigen Entwicklung. Wer auf die Zusammenhänge der Pandemie-Entstehung tatsächlich mit geistigem Erkenntnisblick schaut, wird klar erkennen, dass das, was der Mensch mit dem Sars-CoV-2-Virus in sich aufnimmt, in diesem Falle *nicht* etwas ist, das er aufnehmen *sollte*, weil es nämlich eigentlich gar nicht da sein sollte und weil er es aus diesem Grunde auch nicht über den noch bis vor kurzem möglichen, bis vor kurzem üblichen Weg zu seinen Gunsten bearbeiten und sich zu eigen machen kann. Dem Geisteswissenschaftler bedeutet also eine Infektion mit dem Coronavirus insbesondere aus anderen Gründen eine Gefahr als dem konventionellen Naturwissenschaftler. (Wobei auch er nicht über das Leid der unmittelbar Erkrankten und den tragischen, das Karma durchschneidenden Schicksalsweg der Toten hinwegsehen kann, die das Virus gefordert hat und noch fordern wird. Er kann diese tragische Entwicklung nicht mit einer Haltung hinnehmen, die von so manchen Zeitgenossen heute an den Tag gelegt wird, durch welche über das – zweifellos berechtigte – Hinweisen auf die psychischen, sozialen und wirtschaftlichen Folgeerscheinungen der politischen Maßnahmen zur Eindämmung der Pandemie das Schicksal der Erkrankten und Toten gleichsam verblasst oder gar mit der irrtümlichen und darüber hinaus geradezu zynischen Argumentation in den Hintergrund gestellt wird, es gäbe viel schlimmere Krankheiten oder Ereignisse in der Welt und es sei schließlich das Karma des Einzelnen, wenn er erkrankt oder stirbt. – Wem die Kranken und Toten nicht genügen, um von einer «Pandemie» zu sprechen, der möge sich vor Augen halten, dass dasjenige Wesen, was sich des Coronavirus-Phänomens bemächtigt hat, die Intelligenz par excellence darstellt, und dass alles, wirklich alles, von dieser Wesenheit von jeder Seite bedacht und fein ausgearbeitet ist. Dazu gehört selbstverständlich, dass das Sars-Cov-2-Virus im Vergleich zu dem, was schon da war und erst recht zu dem, was noch kommen wird, *äußerlich* noch «harmlos» wirkt. Es ist die Vorhut zu noch ganz anderem. Aber es trägt schon dasselbe geistige Signum!)

Wer all dies einzusehen vermag, wird nun allerdings nicht umhinkommen, festzustellen, dass die Menschheit sich durch das Erscheinen eines solchen Gegengeist-Trägers wie des Sars-CoV-2-Virus an die Grenzen ihrer Möglichkeiten gebracht hat. Denn wenn man sich nur durch spirituelle Reife, also durch die

konsequente und ausdauernde Verfolgung des seelischen Schulungsweges die Mittel erwerben kann,
um sich gegen solcherlei Angriffe zu wappnen, dann
muss man einsehen, dass man diese Mittel eben noch
gar nicht ausgebildet hat und dass man neben dem
Willen, sie auszubilden, vor allem *eines* braucht, um
sie ausbilden zu können: *Zeit.*

Hier zeigt sich ein für die gegenwärtige Tätigkeit
der sogenannten ahrimanischen Geister charakte-
ristisches Phänomen der Gegenwart – aphoristisch
gesprochen: die Verzerrung der Zeit, namentlich
die *Beschleunigung* der Entwicklungsprozesse aller
physisch-sinnlichen (beziehungsweise «untersinn-
lichen») Dinge und Ereignisse. Hier arbeitet die Hier-
archie der ahrimanischen Geister dem Wesen des
Gegen-Ich-Impulses zu. Denn die Zeit läuft uns in
jeder erdenklichen Weise davon, die Verhältnisse,
in denen die spirituelle Seelenerziehung stattfinden
muss, werden immer prekärer. Und nun steht diese
Entwicklung auch noch durch die so grundlegende
physische und seelisch-geistige Attacke, von der hier
die Rede ist, auf dem Spiel. Es kann der karmische
Lebensweg durch die Covid-19-Infektion sozusagen
verkürzt werden.

Was kann man also tun, um sich die nötige Zeit zu
verschaffen, seine seelische Entwicklung dahin zu
bringen, wohin man sie zu bringen hat, damit einem
die spirituellen Instrumente zur übersinnlichen Er-

kenntnis erwachsen, mit denen man sich über die Wirklichkeit der gegenwärtigen und künftigen Ereignisse unterrichten lassen kann und durch die einem auch die Werkzeuge zukommen, sich den Herausforderungen der gegenwärtigen und nächsten Kulturepoche erfolgreich, das heißt ohne ernsthaften Schaden an Geist, Seele und Leib zu nehmen, zu stellen? Wie kann man in den gegenwärtigen Turbulenzen, die nicht nur die Seele so stark herausfordern, sondern das Fortschreiten der Seele auf dem moralischen Läuterungsweg, der zur Geist-Erkenntnis führt, so arg behindern durch die Beeinträchtigung des geistigen und seelischen Organismus oder des physischen Leibes infolge einer Covid-19-Infektion, die Kräfte gewinnen, die Werkzeuge ausbilden, die man braucht, um sich solcher Art der Angriffe zu erwehren?

Zu den Schwarzen Logen und der
Seelenschulung

Um sich diesem Thema zu nähern, muss man sich bedauerlicherweise zunächst auf ein thematisches Feld begeben, das heute eigentlich ein *Minenfeld* ist: Man muss zu sprechen kommen (auch wenn dies in dem vorliegenden Beitrag nur in allergeringstem Umfang geschehen kann und soll) auf diejenigen Kreise, welche den Impulsen der widerstreitenden Geistesmächte bewusst zu Diensten sind – diejenigen Kreise, die Rudolf Steiner (z. B. in GA 178) als die *«Logen der linken Hand»* oder als *«okkulte Brüderschaften»* bezeichnete, die hier im Gegensatz zu der von ihm oft genannten «Weißen Loge» im Folgenden von mir als «Schwarze Logen» bezeichnet werden. – Wie auch immer man sie bezeichnen will, es gibt sie. Auch wenn heute ein größerer Teil der Menschheit diese Tatsache als den Kern aller Verschwörungstheorien abtut.

Doch das, was sich aus meiner spirituellen Nachforschung ergibt, zeichnet ein etwas *anderes* Bild, als es von so vielen Menschen heute gezeichnet wird, die an der Existenz und unseligen Willenskraft der Schwarzen Logen keine Zweifel haben und die – auch innerhalb der anthroposophischen Bewegung

– mit Publikationen oder anderweitigen Kommentaren oder Aufrufen aktiv sind und mit diesem Bild die Meinungsbildung eines noch viel größeren, weniger «hörbaren» Kreises von Menschen prägen.

Eine der in Bezug auf dieses Thema wichtigsten Tatsachen, die man sich vor Augen führen sollte, ist die, dass sich zwar heute bereits die Tendenz zu zwei unterschiedlichen Entwicklungswegen abzuzeichnen beginnt: einem Entwicklungsweg, der zu einer höheren Entwicklung des Menschen im Sinne des Logos führt, und einem anderen, der zu einer absteigenden Entwicklung führt.

Hierzu ist allerdings dringend anzumerken, dass diese beiden unterschiedlichen Wege nicht durch diejenigen beiden großen «Lager» vertreten werden, die sich im Umgang mit dem Coronavirus heute so uneinig sind. Es ist nicht der Fall, dass etwa diejenigen, die sich heute bereit erklären, gewissen Verordnungen zur Eindämmung der Pandemie Folge zu leisten, sämtlich den nach abwärts führenden Weg wandeln oder wandeln werden, während diejenigen, die sich diesen Verordnungen verweigern oder sie ablehnen, sich auf dem steil nach aufwärts führenden Wege wähnen sollten (– und umgekehrt). Zwar mag es sein, dass die erste Gruppe, welche der konventionellen Naturwissenschaft und Medizin grundsätzlich stärker vertraut als die zweite, eher Gefahr läuft, dem materialistischen Welt- und Menschenbild anzuhängen und durch dieses in grundlegenden Entscheidungen letztlich fehlgeleitet zu werden. Dass nun aber diejenige Gruppe, welche in Bezug auf die Aussagen und Vorgaben der naturwissenschaftlichen Forschung, der konventionellen Medizin und der heute zum großen Teil «raubtierkapitalistisch» gestimmten Wirtschaftszweige skeptisch oder kritisch eingestellt ist, insgesamt den Weg zur höheren Entwicklung nehmen wird, ist auszuschließen, da eine solche Haltung keinesfalls automatisch bedeutet, dass die betreffenden Menschen eine *spirituelle Entwicklung* anstreben oder überhaupt ein wirklich spirituelles Welt- und Menschenbild haben.

Wer mit einem gewissen Abstand auf die Dinge blickt und sich selbst dabei zurücknimmt, wird zu der vielleicht zunächst überraschenden Feststellung kommen, dass dieser zweiten Gruppe kaum weniger Menschen angehören, die zum Materialismus neigen als der ersten. Denn die Begeisterung für den Schutz der Erde und des Menschen darf sich nicht darin erschöpfen, weniger Müll zu produzieren, für Klimaneutralität zu demonstrieren oder sich ausschließlich von Bioprodukten zu ernähren. Der Materialismus innerhalb der zweiten Gruppe erscheint letztlich nur in einem anderen Gewand als in der ersten. Nicht nur unter denen, die wohl zur ersten Gruppe gezählt werden können, befinden sich viele Menschen, die auf ein «Wundermittel» zur Prävention oder Behandlung von Covid-19 hoffen. Auch der zweiten Gruppe gehören viele Menschen an, die auf ein solches Wundermittel hoffen, nur erwartet man in der ersten Gruppe eher, es aus den Händen der konventionellen Wissenschaft zu empfangen, während man es sich in der zweiten Gruppe vonseiten der alternativen Medizin oder Heilkräuterkunde oder gar durch die verschiedensten Sorten von «magischen» Ritualen erhofft.

(Es soll bei dieser Betrachtung tatsächlich nicht meine persönliche Meinung thematisiert werden. Es scheint mir an dieser Stelle aber angebracht, die Bitte einzuflechten, dass man meine Darstellung nicht so auffassen möge, als wolle ich mit ihr eine Lanze für die konventionelle Naturwissenschaft brechen und zugleich diejenigen Impulse, die in der alternativen Bewegung, auch in der anthroposophischen, leben, diskreditieren. Nichts liegt mir ferner als Letzteres. Im Gegenteil. *Wenn* dieser Beitrag aus einem *persönlichen* Beweggrund geschrieben wird, dann aus dem, um mit ihm vielleicht zumindest ein wenig dazu beizutragen, dass die anthroposophische Bewegung sich von jedem Hang zum Sektiererischen, zum Radikalistischen und zum Irrationalen losmacht, den sie in den Stürmen der letzten Zeit unübersehbar entwickelt hat. Den anthroposophischen Impuls zu stärken, bedeutet heute nicht allein, im Sinne der Anthroposophie zu leben, sondern auch zu den Fehlentwicklungen innerhalb der anthroposophischen

Bewegung zu stehen und sie zu benennen, damit man sich von ihnen verabschieden kann. Eine Schwächung des anthroposophischen Impulses bedeutet, Irrationales und nicht auf geisteswissenschaftlichen Erkenntnissen Beruhendes sowie Sektiererisches und extremistische Tendenzen «um der Sache willen» zu tolerieren. Gerade meine unbedingte Hingabe an den Impuls der Anthroposophie veranlasst mich, dasjenige, was durch übersinnliche Betrachtung der aktuellen Gegebenheiten sich als ungünstig für den anthroposophischen Impuls ausnimmt, anzusprechen. Mein Interesse gilt schließlich nicht dem Schutz und Gedeihen der materialistischen Weltanschauung – zu der es auf die Coronavirus-Problematik bezogen ohnehin schon zahllose kritische Beiträge gibt –, sondern dem der *geistigen* Weltanschauung, weswegen dieser Beitrag in der Hauptsache die Herausforderungen derjenigen Menschenseelen thematisiert, die sich als Anthroposophen verstehen oder Anthroposophen werden wollen, die also der geistigen Weltanschauung zu ihrem Siegeszug in der Welt verhelfen wollen. Denn auch auf diesem Weg gibt es zahlreiche Fallstricke und Senklöcher! Es wird sich die geistige Weltanschauung nur dann erfolgreich verbreiten, wenn man versucht, diesen Fallstricken und Senklöchern möglichst zu entgehen.)

Es finden sich also in der zweiten Gruppe, zu welcher derzeit auch große Teile der anthroposophischen Kreise zu rechnen sind, durchaus viele Seelen, die ebenfalls von materialistischen Vorstellungen bewegt werden. Tatsächlich trifft man hier auf eine Haltung, die in gewissem Sinne gegenüber der konventionellen materialistischen Haltung eine besonders unangenehme, nämlich überhebliche Note hat. Der Suche nach einem alternativen Mittel zur Prävention oder Heilung von Covid-19 liegt nicht selten ein noch selbstgefälligerer, noch vermessenerer Materialismus zugrunde. Der Anspruch, nicht allein ein Mittel zur Verfügung gestellt zu bekommen, das einen der Notwendigkeit enthebt, sich durch aufwändige seelisch-geistige Arbeit selbst die Mittel zu erwerben, mit dem Virus und seinen Folgen erfolgreich umzugehen, sondern darüber hinaus auch noch zu verlangen, dass dieses Mittel «rein» zu sein habe von allen unerwünschten Wirkungen, die man von einem Präparat der konventionellen Pharmaindustrie erwartet, stellt eigentlich den Gipfel des Materialismus und des Egoismus dar und kommt jener Haltung gleich, prinzipiell und unter allen Umständen ausschließlich Bio- oder Demeter-Produkte zu konsumieren, während Millionen Menschen in der Welt – weit entfernt – den Hungertod sterben.

Die Suche nach einem alternativen Heilmittel ist durchaus berechtigt und notwendig! Aber vom übersinnlichen Standpunkt aus dürfte sie erst erfolgen, wenn man sich zu der eigentlichen Ursache von Covid-19 auf spirituellem Wege vorgearbeitet hat. Und es wird, es kann dieses Wundermittel tatsächlich auch nicht früher geben. Denn die Ursache von Covid-19 ist kein physisches, auch nicht unbedingt ein seelisches, sondern ein *geistiges* Problem. Ein geistiges Versäumnis. Dieses geistige Problem kann nur durch das Ich gelöst werden, durch das Ich, welches seine niederen Glieder zu läutern beginnt im Zuge der erwähnten seelischen Selbsterziehung, die zu übersinnlichen Erkenntnissen und neuen Fähigkeiten führt. – An *Seele* und *Geist* zu arbeiten, sollte das Motto der «Selbstoptimierung» sein! Hätte man in den letzten Jahrzehnten nur halb so viel für Seele und Geist getan wie für den Körper, wäre man schon weit gekommen und hätte vieles abwenden können, was jetzt nicht mehr ohne Weiteres behoben werden kann. Die Einsicht in die spirituelle Eigenverantwortung für das gegenwärtige Dilemma muss zuerst da sein. *Danach* wird man unter Umständen ein Mittel finden, das nachhaltig wirksame Unterstützung bieten kann. Erst dann, durch die Selbsterkenntnis, werden dem Menschen die Augen für entsprechende Präparate geöffnet. – Fände der Mensch *vorher* ein Mittel zur Heilung, wäre er der *Erkenntnisprüfung* entflohen, die allein eine Wende einleiten kann. Darum wäre letztlich *jedes* «Mittelchen» (so wie auch die Impfungen) nicht eine Gabe des gut-göttlichen Geistes, wenn diese Einsicht vorher nicht stattgefunden hat oder zumindest parallel stattfindet.

Es ist also ein Mensch, welcher sich zu der zweit-
genannten Gruppe zählt, nicht ohne weiteres ein
Repräsentant desjenigen Entwicklungsweges, der
künftig nach aufwärts führt, dem Logos entgegen.
Das kritische Verhalten eines Menschen gegenüber
den Verordnungen zur Pandemie-Bekämpfung weist
ihn nicht unbedingt und von vornherein als einen
Vertreter dieses nach aufwärts führenden Weges
aus, welcher ein spiritueller, dem Geist-Bewusst-
seinserwerb zugewandter Weg ist. Denn umgekehrt
könnte man sehr wohl annehmen, dass gerade derjenige Mensch, der durch übersinnliche Einsicht zur
Erkenntnis der wahren Natur des Sars-CoV-2-Virus
gekommen ist, sich aus Gründen, welche ihm vor
allem aus dieser übersinnlichen Erkenntnis erwachsen, gewiss bereit zeigen wird, gewissen Verordnungen – die natürlich heute nicht aus übersinnlichen,
sondern aus «sinnlichen» Erwägungen aufgestellt
werden – Folge zu leisten, weswegen man ihn irr-
tümlicherweise für einen Vertreter der ersten Gruppe
halten könnte. Doch anders als ein solcher Vertreter
der ersten Gruppe und auch anders als ein Vertreter
der zweiten, weiß er, dass eine Begegnung mit der
Geistigkeit dieses Virus zu erheblichen Schwierigkeiten in seinem Wesensgliederorganismus führen würde, und dieses Schicksal wird er nicht nur sich selbst,
sondern auch seiner mitmenschlichen Umgebung
ersparen wollen, weswegen er – solange es keine anderen, aus dem seelisch-geistigen Fortschritt heraus

entstandenen, Möglichkeiten gibt – zum Beispiel vor dem vorübergehenden Gebrauch einer Schutzmaske nicht zurückschrecken würde. Denn er würde den Angriff auf die Freiheit des Menschen vornehmlich auf einem ganz anderen Gebiet erkennen.

So sind die beiden großen Meinungslager, die durch die Coronavirus-Erscheinung entstanden sind, nicht die Repräsentanten der beiden hier gemeinten Entwicklungswege, die sich heute als eine zarte Tendenz zu unterscheiden beginnen. Auf welchen dieser beiden Weg sich der einzelne Mensch begibt, hängt allein davon ab, ob er den *Geist*, den lebendigen, schöpferischen, Bewusstsein verkörpernden Heiligen Geist in der Welt und in sich selbst sucht oder nicht. Einzig darauf kommt es bei dieser Wegwahl an.

Und hier muss man klar sehen, dass der nach aufwärts sich wendende Entwicklungspfad noch ein ausgesprochen dünner ist. Der Mensch hat ihm noch wenig festen Untergrund verliehen. Ja, er scheint heute – kaum angelegt – beinahe zu verschwinden, weil gerade diejenige Seite, die dazu bestimmt war, ihn zu ebnen und zu stabilisieren, so dass er als die rechte Alternative zu der großen Heerstraße, die der umgekehrten Richtung zustrebt, von einer größeren Zahl von Seelen erkannt werden und betreten werden könnte, den diesbezüglich dringend notwendigen Einsatz vermissen lässt. Und zu dieser Seite gehört die anthroposophische Bewegung.

Man muss immer wieder auf denselben, alles entscheidenden Punkt hinauskommen, an dem nicht nur die Zukunft in Hinsicht der Coronavirus-Problematik hängt, sondern welcher auch im Hinblick auf unzählige andere Faktoren entscheidend ist, durch welche die Erde und die auf ihr lebende Menschheit schon heute akut bedroht ist. Es ist derjenige Punkt, der als Fundament aller übrigen Aktivitäten im Zentrum des Lebens eines Menschen stehen müsste, der Anthroposoph sein will: Es ist die *spirituelle Entwicklung*, welche, wenn sie auf einem «weißen» Wege erlangt werden will, nur zu haben ist durch die ernste Umsetzung dessen, was der Seele auf dem «Pfad der Erkenntnis» als *Seelenübungen* begegnet.

Und da zeigt sich heute leider in bitterster Deutlichkeit, dass diese Übungen von einem erschütternd großen Teil der Menschen, welche sich zur anthroposophischen Bewegung zählen, ganz offensichtlich nicht oder nicht ernst genug durchgeführt werden. Denn *wenn* sie überall in der anthroposophischen Bewegung ernst genommen und gepflegt würden, könnte man sich nicht in den Scharmützeln verlieren, die heute – garniert mit allen erdenklichen den Christus-Prinzipien diametral entgegenstehenden Maximen und Facetten – vor sich gehen. Man verliert sich in erhitzten Debatten, in Wortgefechten um «die Wahrheit», man benutzt Zitate Rudolf Steiners nicht nur zur Unterfütterung der eigenen Ansicht, sondern man begeht eigentlich Diebstahl, wenn man sie noch dazu als eine Art Waffe einsetzt, mit der man die «Feinde» der eigenen Meinung niederzustrecken und andere, Verunsicherte oder Unentschlossene, in übergriffiger Weise mithilfe dieser moralisch unlauter verwendeten Rückendeckung zu bekehren sucht.

Bei all dem bemerkt man nicht, dass man Schritt für Schritt selbst droht, denjenigen Mächten in die Falle zu gehen, denen die Kreise der sogenannten Schwarzen Logen bewusst und gezielt dienen. Der anthroposophische Geistesschüler darf hier nicht in die Falle tappen!

Es darf nicht übersehen werden, dass der Angriff auf die menschliche Freiheit und die spirituelle Entwicklung der Menschheit in Bezug auf die vorliegende Thematik von *zwei* Seiten her erfolgt, dass es sich um einen doppelten Angriff handelt, um einen Angriff nämlich zum einen durch das Virus selbst und einen Angriff auf dem Feld des Umgangs mit dem Virus. Und es ist oben schon darauf hingewiesen worden, dass durch mangelnde spirituelle Erkenntniskraft der erste dieser beiden Angriffe kaum gesehen wird und dass sich erst durch eben diese Tatsache ein weiteres Angriffsfeld, nämlich das zweite, auftut, welches die Menschheit in eine Spaltung hineinbringen soll. Ja, dieses Feld (des Umgangs mit der Erscheinung des Virus) *soll* die Menschheit in die Spaltung führen! Es ist der Plan dieser Gegen-Geistesmächte und derjenigen Kreise, die ihnen dienen! Darum teilt sich das Feld des «Umgangs mit dem Virus» nicht in ein gutes und in ein böses Lager! Sondern es teilt sich dieses Feld am Ende in zwei von den Intentionen des Bösen gleichermaßen, wenn auch in unterschiedlicher Art, aber doch gleichermaßen von den Intentionen des Bösen infiltrierte Lager, in zwei gruppenseelenhaft bewegte Stimmungslager, die sich gegeneinander wenden, anstatt gegen die eigentlichen, auf diese Weise ungestört weiter wirkenden Aggressoren, welche von Rudolf Steiner als die «Erkenntnisfeinde der Gegenwart» bezeichnet worden sind (GA 270, Dornach ⁴2020, S. 33). Diese Erkenntnisfeinde der Gegenwart sind: *Furcht* (vor dem, was sich durch die Wirklichkeit des Vatergöttlichen in der Welt – als die gewordene Welt – ausspricht), *Hass* (gegenüber dem, was durch den Sohnesgott in die Menschheit gekommen ist) und *Zweifel* (am Heiligen Geist, durch den das Denken sich zu übersinnlicher Einsicht zu erheben vermag).

Dass diese Erkenntnisfeinde ihr Gift in die Menschheitsentwicklung einträufeln, wird man aber nur dann zulassen, wenn man sich von der *eigentlichen Aufgabe* der gegenwärtigen Menschheit – die Erkenntnis der Gabe des Sohnesgottes und ihrer Bedeutung für die weitere Entwicklung der Menschheit – abbringen lässt dadurch, dass man die Selbsterziehung der Seele nicht energisch und gewissenhaft genug betreibt.

Dann werden Menschen einerseits nicht erkennen, dass der Ansatz, dem Virus durch immer drastischere und irgendwann dauerhafte Einschnitte in gewisse demokratisch verbriefte sogenannte Grundrechte zu begegnen, unter dem Einfluss einer den Menschen in die Unmündigkeit führen wollenden Macht steht. Und dann wird eine andere Gruppe von Menschen wiederum nicht erkennen, dass der Widerstand gegen diese Macht auf dem rein äußeren Gebiet niemals erfolgreich sein kann, weil diese Macht eine *geistige* Macht ist und ihre Ziele gerade dadurch erreicht, den Menschen davon abzuhalten, *seine* geistigen Potenziale zu entwickeln und zu nutzen, indem sie ihn in einem nicht mehr der guten Sache dienlichen Maße festhält und beschäftigt hält auf den äußeren Kampfschauplätzen. – Dass es diese Macht ist, die dies bewirkt, muss jedem anthroposophischen Geistesschüler unmittelbar offensichtlich sein, denn auf diesen Kampfschauplätzen – ob auf den Straßen oder im eigenen Familienkreis – herrschen aufgepeitschte Emotionswogen, die von schwärmerischer Hysterie über Wut bis zur Verachtung des Mitmenschen reichen. Von einer Beherrschung des Seelenlebens durch das Ich, welche mithilfe von Übungen wie denjenigen der Gedanken- und Handlungskontrolle, der Duldsamkeit und Toleranz, der Unbefangenheit und des Vertrauens oder des Seelengleichgewichts erzielt wird, kann keine Rede sein.

Wo sind sie hin, die durch den Christus-Geist ent-
flammten Ideale des anthroposophischen Geistes-
schülers?

Gewiss! Man muss die irdischen Verhältnisse aktiv
gestalten! Und dies kann jeder Einzelne nur nach bestem Wissen und Gewissen tun. Es wird hier darum
natürlich nicht dagegen gesprochen, dass man sich
auf den verschiedenen Gebieten, auf denen heute Not
herrscht, engagiert! Es soll aber darauf aufmerksam
gemacht werden, dass man sich bei allem Engagement auf den Sinnesfeldern bezüglich der Coronavirus-Problematik darüber bewusst werden sollte, dass
die Begegnung mit dem soratischen Impuls, der über
das Virus selbst sowie über seine gesellschaftlichen
Folgeerscheinungen wirkt, nicht verhindert oder
überwältigt werden kann durch äußeres Engagement
– handele es sich dabei um Rundschreiben, Vorträge,
Protestaktionen oder politisches oder soziales Engagement. Es ist ihm nur beizukommen durch das
Hinabsteigen in die Tiefen (und Abgründe) der eigenen Seele, durch das mutige Sich-selbst-Gegenüber-
stellen, durch die Besinnung auf den eigentlichen
Urgrund des menschlichen Wesens, welches im In-
nersten jedes Menschen liegt wie ein Same, der darauf wartet, aufkeimen zu dürfen, die Besinnung auf
den Geist, wodurch des Menschen eigentliches Poten-
zial «ent-fesselt» werden kann – das einzig wirklich
wirksame Mittel, um den geistigen Maßnahmen des

Gegen-Geistes beizukommen. Es ist ein Mittel, das *jeder* Mensch erwerben und anwenden kann!

In heilsamer Weise engagiert man sich auf äußerem Felde dann, wenn dieses Engagement geprägt ist von Respekt für den anderen Menschen, von Liebe, von Mitleid, von Selbstlosigkeit, von Gewissen. Man muss kein Eingeweihter sein, um diese Mittel anzuwenden, wenn man im Sinnesalltag aktiv wird, und man muss auch kein Eingeweihter sein, um zu erkennen, dass überall dort, wo diese moralischen Mittel nicht zum Einsatz gebracht werden oder mangeln, das Engagement nicht im Sinne des gut-göttlichen Geistes sein kann, sondern eher im Sinne der Ihm widerstehenden Geister und ihrer menschlichen Dienstleister.

Es erweist sich am *Umgang* mit unserer Meinung – egal, wie diese Meinung gerade lautet –, ob wir wirklich Schüler des Seelenübungspfades sind, ob wir den durch diese Seelenübungen in uns sich verankernden Christus-Prinzipien nachfolgen oder nicht.

Was die sogenannten Schwarzen Logen erreichen, das erreichen sie durch *geistige* Arbeit, durch unmoralische *Spiritualität*. Sie wissen sehr wohl, dass der *Geist* mächtiger ist als die Seele und die physische Organisation und alles äußere Tun. Darum trachten sie auf unterschiedliche Weise danach, den Menschen, je nachdem, wie er gestimmt ist (– ob er nun leicht für die materialistische Weltanschauung zu begeistern ist oder ob er sich zu dem lebendigen Geist wendet und sich für die höhere Bewusstseinsentwicklung der Menschheit einsetzt –), zu verwirren und von seiner spirituellen Entwicklung abzubringen. Das Wirken der sogenannten Schwarzen Logen ist vollkommen unstrittig. Aber es ist heute die Gefahr da, dass auf zwei einander entgegengesetzten Arealen von ihnen Beute gemacht wird: nicht nur auf dem offensichtlichen Gebiet der materialistischen Weltanschauung und Naturwissenschaft, sondern auch am Rande des Gebietes, der diesem ersteren sozusagen gegenüberliegt. Es kippen heute Seelen zu *beiden* Seiten der Brücke weg, die zum Seelengleichgewicht und zur Erkenntnisruhe führt.

Es ist, wie im Vorwort erwähnt, in einem umfangreichen Schriftwerk von mir, das in absehbarer Frist publiziert werden soll, über die Ziele und mannigfaltigen Zwischenziele der sogenannten Schwarzen Logen, über das, was im Hintergrund vorbereitet wird an Wirkungen der Gegengeistesmächte durch die Schwarzen Logen, einiges ausgeführt worden, und zwar in einem Rahmen, von dem ich glaube, dass er mir die Möglichkeit gibt, die Berührung und Vertiefung dieser heiklen Thematik vor dem Leser sowie vor der geistigen Welt einigermaßen verantworten zu können. Den hier vorliegenden Beitrag halte ich hingegen nicht für einen geeigneten Rahmen, um dieses Thema erschöpfend beziehungsweise im Detail zu behandeln.

Über den Plan der Schwarzen Logen –
zum Thema der Impfung

Darum sollen nur einige Punkte erwähnt werden, die mir im vorliegenden Zusammenhang wesentlich erscheinen:

Die Menschheit als solche befindet sich auf einem Entwicklungsweg, der in den Materialismus, der sich in Form einer Technisierung der Welt immer weiter auch in die Belange des menschlichen Organismus selbst hineinspinnt, führen wird.

Zu letzterem Punkt, der Technisierung der Welt bis hin zur Technisierung und Mechanisierung, «Maschinisierung» der menschlichen Kräfte, machte Rudolf Steiner die Aussage, dass man diese Dinge nicht so behandeln dürfe, *«als ob man sie bekämpfen müsste»*.

Dies sei *«eine ganz falsche Anschauung. Diese Dinge werden nicht ausbleiben, sie werden kommen. Es handelt sich nur darum, ob sie im weltgeschichtlichen Verlaufe von solchen Menschen in Szene gesetzt werden, die mit den großen Zielen des Erdenwerdens in selbstloser Weise vertraut sind und zum Heil der Menschen diese Dinge formen, oder ob sie in Szene gesetzt werden von jenen Menschengruppen, die nur im egoistischen oder im gruppen-*

egoistischen Sinne diese Dinge ausnützen.» (GA
178, Dornach ⁵2015, S. 218f.)

Es ist also gar nicht abzuwenden, dass sich die
Menschheit in eine bestimmte, auf die Technisierung
der Welt bis hin zu den Kräften, die in Geist, Seele
und physischem Leib des Menschen liegen, gerichtete
Entwicklung befindet und in den nächsten Jahrhun-
derten und Jahrtausenden weiter begibt. Doch auf
diesem Entwicklungsweg wird sich *in der Gegenwart und nächsten Zukunft* erst einmal nicht so klar
abzeichnen, wo genau die Tätigkeiten der «Weißen
Loge» und wo genau die Tätigkeiten der «Schwarzen
Logen» vorliegen, beziehungsweise ob das, was auf
dem naturwissenschaftlichen Feld zustande gebracht
wird, von den Schwarzen Logen inszeniert ist. Denn
auch wenn die Naturwissenschaft in der Gegenwart
noch wenig von spirituellen Impulsen befruchtet ist
oder sogar gänzlich dem Materialismus zuarbeitet, ist
damit nicht gesagt, dass ihre Arbeit im Dienst einer
Schwarzen Loge steht. Und auch in der Zukunft
wird dies so, nämlich automatisch und umfassend,
niemals der Fall sein (– wie an der oben angeführ-
ten Aussage Rudolf Steiners ersichtlich). Es kommt
darauf an, ob die naturwissenschaftlichen Errungen-
schaften im Sinne des gut-göttlichen Weltenplans
eingesetzt werden. Wenn sie im Geiste der Wesen,
die diesen gut-göttlichen Weltenplan zugunsten des
Menschen weben, ausgeführt werden, dann werden

auch solche Handlungen in der Sinneswelt (wie die oben angedeuteten) sakrale Dienste sein, («sakral» nicht in der Bedeutung überkommener Rituale, sondern als sichtbares Zeugnis für das bewusste, frei gewählte Bekenntnis des einzelnen Menschen zum lebendigen Geist, zur spirituellen Erkenntnis der Welt und Verantwortung für die in ihr sich vollziehenden Entwicklungen).

Da nun allerdings beide Seiten heute erst noch dabei sind, ihre spirituellen Kräfte zu sammeln für das, was Rudolf Steiner in seiner obigen Feststellung für die Zukunft angesprochen hat, liegt vieles noch im «Entwurfsstadium» vor, und es wogt das Eine und das Andere ineinander. Die spirituellen Wege haben sich noch nicht weit voneinander entfernt, da man heute erst damit beginnt, bewusst und freiwillig im eigentlichen Sinne *spirituelle* Wege zu beschreiten. Es liegen heute noch nicht eindeutig Schwarz und Weiß getrennt nebeneinander. Es ist stattdessen eine weite Palette von Schattierungen von Tönen vorhanden.

Aus diesem Grunde und weil eben die spirituellen Mittel noch kaum vorhanden sind, ist es heute ausgesprochen schwierig, mit dem Finger auf bestimmte Ereignisse oder Umstände zu zeigen und diese bereits als eindeutig «schwarzen» oder «weißen» Ursprungs zu identifizieren. Alles ist noch im Anfangsstadium der hier angesprochenen Entwicklung begriffen. Und überall durchzieht die Freiheit des einzelnen Ichs jenes Daseinsgewebe, welches unentwegt fortgewoben wird und schon im nächsten Augenblick ein Muster aufweisen kann, mit dem noch vor kurzem gar nicht zu rechnen war.

(Aus diesem Grund und auch aufgrund der Tatsache, dass das Virus als Träger der unabdingbar starr und gleichbleibenden soratischen Impulse – sowie alles Übrige, was damit zusammenhängt – mit großer Flexibilität auf das menschliche Verhalten reagiert, insbesondere auf das geistige Tun des Menschen, ist das, was nachfolgend gesagt werden soll, kein auf alle Zeiten und nach allen Seiten hin «belastbares» Endergebnis der spirituellen Betrachtung.)

Zunächst ist festzuhalten, dass diejenigen geistigen Mächte, die sich gegen den von gut-göttlicher Seite zugunsten des Menschen gebildeten Weltentwicklungsplan stellen und denen die Schwarzen Logen auf die eine oder andere Art dienen (– heute haben die «westlichen» Schwarzen Logen ein gewisses Übergewicht über die «östlichen» –) die Erkenntnis des Menschen von der wahren menschlichen Wesenheit, durch die der Mensch in der Lage wäre, sich ihrem Einfluss und ihrem Impuls der Unterjochung der Wesen zu entziehen, zu verunmöglichen suchen. Dies geschieht aber in einer sehr viel ausgeklügelteren und genialischeren Art, als dass es heute großen Menschengruppen, die von den Entwicklungsmöglichkeiten und -methoden der menschlichen Seele und des menschlichen Geistes, von dem Christus-Impuls und der durch diesen Christus-Impuls durchdrungenen Geisteswissenschaft noch kaum etwas wissen oder sogar wissen wollen, offenbar werden könnte. Wenn die Pläne der Gegengeistesmächte beziehungsweise der Schwarzen Logen tatsächlich so leicht zu durchschauen wären, nämlich von Menschen, die sich in gruppenseelenhaften Zusammenhängen zu einem mehr als zweifelhaften Wir-Gefühl und einem mitunter daraus entspringenden Extremismus hinreißen lassen gegenüber den (vielleicht oder auch nur vermeintlich) «leichtgläubigen Schafen» oder den angeblichen Vertretern des Bösen, wenn den Machenschaften der Schwarzen Logen dadurch der Riegel vorzuschieben wäre, dass man von irgendwoher das eine oder andere Wahrheitsbruchstück aufschnappt und darauf Kartenhochhäuser von Theorien errichtet, die man anschließend mittels «sozialer Medien» mit schneeballartiger Geschwindigkeit – oder anders gesagt: *viral* (sic!) – verbreitet, dann hätte die Menschheit vonseiten der Schwarzen Logen wohl kaum etwas zu befürchten.

Aber so ist es leider nicht.

Im Hinblick auf die Coronavirus-Problematik kann gesagt werden, dass hier dasselbe Phänomen vorliegt, und dass die Schwarzen Logen aufgrund jener Grundabsicht, die Erkenntnis des Menschen von seiner wahren Wesenheit zu verhindern, konsequenterweise auch die Entwicklung einer menschengerechten Medizin konterkarieren wollen. Es ist ihr Bestreben, über den Sektor der konventionellen Medizin und anderweitigen den Menschen betreffenden naturwissenschaftlichen Forschung Gewalt über die physischen Prozesse, aber durchaus auch über die seelisch-geistigen Kräfte des Menschen zu erlangen, die ihm zur potenziellen Beherrschung der physischen Prozesse gegeben sind beziehungsweise von ihm zu höherer Befähigung entwickelt werden können.

Vor diesem Hintergrund ist es unvermeidlich auf das derzeit offenbar heikelste Thema von allen zu sprechen zu kommen, was im Zusammenhang mit dem Coronavirus die Gemüter so sehr erhitzt: die *Impfung* gegen Sars-CoV-2, die vor der Erkrankung an Covid-19 zu schützen verspricht.

Durch die geistige Beobachtung kann festgestellt werden, dass, wie gesagt, bei einer Infektion mit dem Sars-CoV-2-Virus das Ich des Menschen von innerhalb des physischen Leibes, dass also der Mensch mit vollen Bewusstseinskräften diesem Virus begegnen müsste. Um den an dieses Virus angekoppelten soratischen Impuls völlig auszuschalten, müssten wir in der Lage sein, das, was heute das Immunsystem genannt wird, bei vollen Bewusstseinskräften, so wie wir im Tagesbewusstsein uns gegenüber den äußeren Wahrnehmungen der Sinneswelt bewusst sind, bewusst zu sein und es zu beherrschen, zu steuern. Was durch das Ich-Versäumnis und durch die Tatsache, dass dieses Ich-Versäumnis zeitlich in den dritten Einschlag der soratischen Wesenheit in die Menschheitsentwicklung hineinfällt, eingetreten ist, wäre nur rückgängig oder vollkommen unschädlich zu machen durch das Beherrschen bestimmter vegetativer Prozesse des physischen Organismus. Doch dies ist am gegenwärtigen Entwicklungspunkt, an dem sich die Menschheit befindet, gar nicht möglich. Noch dazu hat sich der Mensch durch sein Ich-Versäumnis (welches ja ursächlich für die humanpathogene Wirkung dieses Coronavirus gewesen ist) ein gigantisches Hindernis in den Weg zur geistigen Erkenntnis gelegt. Die Menschheit hat zusätzlich ihre Chancen darauf, möglichst rasch zu höheren Erkenntnissen und Fähigkeiten zu gelangen, geschwächt, verringert. Und obendrein erlebt die Menschheit heute das rasante Voranschreiten aller sinnesgebundenen Prozesse, also gewissermaßen eine Zeitschrumpfung, während jedoch ihre spirituelle Entwicklung mit diesen Beschleunigungsprozessen nicht mithält, sondern eher stagniert beziehungsweise lahmt.

In Anbetracht dessen sowie der erwähnten Tatsache, dass die Infektion mit Sars-CoV-2 und ihre fatalen Folgen für den physischen, seelischen sowie geistigen Wesensgliederorganismus des Menschen ein auch in spiritueller Hinsicht pandemisches Geschehen ist, dass es also eine *gesamtmenschheitliche karmische* Angelegenheit darstellt, müssen sich nun auch die Wenigen, die sich tatsächlich schon auf den seelisch-geistigen Entwicklungsweg begeben haben oder auf ihm sogar schon weiter vorangekommen sind, in ihren Möglichkeiten, ihre spirituelle Aufgabe für die Menschheit zu erfüllen, bedroht erkennen. Wie jedem anderen Menschen, der seine karmische Aufgabe im Leben zu erfüllen hat, würde auch ihnen durch eine Infektion mit Sars-CoV-2 ein gewaltiges Hindernis in Bezug auf die Erfüllung ihrer karmischen Aufgabe in den Weg gelegt sein – nur dass sich die karmische Aufgabe solcher Wenigen bereits darauf erstreckt, nicht nur die *eigene* Entwicklung voranzubringen, sondern – als ein sich zum Einsatz zubereitetes «Werkzeug» der höheren Geister – der Menschheit entscheidende spirituelle Hilfen zukommen zu lassen, welche dann jedoch der Menschheit *nicht* zukommen könnten und bitter fehlen würden, wenn ihre Wesensgliederorganisationen durch die Folgen der Infektion beeinträchtigt würde.

Was kann also überhaupt noch getan werden?

An dieser Stelle kann man nun auf etwas zu sprechen kommen, das nur einen Wert haben kann, wenn es mit der nötigen Unbefangenheit und seelischen Ruhe aufgenommen und bedacht wird.

Ja, es ist durchaus beabsichtigt vonseiten der sogenannten Schwarzen Logen, so schnell wie möglich und immer «vollkommener» die Beherrschung jener Prozesse, jener Kräfte anzustreben, welche mit der Geburt des Menschen, mit der Aufrechterhaltung seiner physischen Organtätigkeit und mit dem Tod verbunden sind. Ganz besonderes Augenmerk legt man auf die Beherrschung und gezielte Manipulation der Mysterien des genetischen Aufbaus des physischen Leibes, in welchem – kurz gesagt – der gesamte karmische Plan des Menschen durch das vorgeburtliche Ich und durch die diesem Ich zur Seite stehenden geistigen Hierarchien hineingearbeitet ist; das heißt, auf die unmoralische vorgeburtliche und zunächst noch nachgeburtliche Manipulation der menschlichen DNA.

Nun ist es aber so, dass man von dieser Seite her noch nicht das erreicht hat, was man sich vorstellt. Es ist heute zwar schon viel geleistet, was auf diese Entwicklung hinläuft. Aber es ist noch längst nicht das erreicht, wovon in den einschlägigen Bemerkungen Rudolf Steiners oder – in Mysteriensprache gekleidet – in der *Offenbarung des Johannes* die Rede ist. Dies liegt nicht zuletzt daran, dass die entsprechenden naturwissenschaftlichen Zweige, deren Expertise man für solche Unternehmungen braucht, keinesfalls vollumfänglich unter der Leitung der Schwarzen Logen stehen. Es wäre eine nicht nur naive und unzutreffende, sondern auch verleumderische Behauptung, der Naturwissenschaft per se eine Beeinflussung durch die Schwarzen Logen zu unterstellen. Es wird in der Zukunft – wenn sich die Menschheit nicht vollends das spirituelle Wasser abgräbt – auf den naturwissenschaftlichen Forschungsfeldern immer mehr von den moralisch guten Impulsen einer spirituellen Wissenschaft aufleuchten – wenn es vielleicht auch nur punktuell oder in kleineren Bereichen der Fall sein wird.

Die Schwarzen Logen haben die Wissenschaft also noch nicht vollständig an dem Punkt, wo sie sie im Hinblick auf die DNA-Manipulation haben wollen, um dem «Herrn des Karma», Christus, seine selbstlose und liebevolle Arbeit an der Entwicklung der einzelnen Menschenseele zu erschweren. Sie stehen aber kurz davor.

Die von anthroposophischer Seite im Besonderen kritisierte und als krankmachendes oder gar todbringendes Teufelswerk aufgefasste mRNA-Impfung unterscheidet sich von den früheren, klassischen Impfungen im Wesentlichen bekanntermaßen dadurch, dass der menschliche Organismus nicht mit dem Virus selbst oder mit Teilen des Virus in Berührung gebracht wird, sondern lediglich mit dem «Bauplan» für die markante Virenhülle, also für das sogenannte Oberflächen-, in diesem Falle das «Spike»-Protein.

Dies wird vonseiten der konventionellen Virologie als großer Wurf betrachtet, weil – ganz anders als beispielsweise bei Lebendimpfungen – der menschliche Organismus dem Ansturm des eigentlichen Erregers nicht ausgesetzt wird.

Das Prinzip der Immunisierung an sich, welches übrigens nicht prinzipiell gegen die anthroposophische Anschauung spricht, basiert auf einer vorsichtigen Bekanntmachung des Menschen mit dem Erreger oder mit Teilen dieses Erregers. So dass davon auszugehen ist, dass der Mensch durch die Impfung gewissermaßen die natürliche Infektion im Kleinen durchmacht. Er ist dann für eine etwaige Begegnung mit dem Erreger bereits gewappnet.

Wenn heute von einigen Stimmen aus dem Umkreis der anthroposophischen Bewegung geltend gemacht wird, dass allein eine direkte Infektion mit einem Erreger für den Menschen von Wert sein kann, muss dem allerdings aus geisteswissenschaftlicher Perspektive entgegengehalten werden, dass dies nun im Falle des Sars-CoV-2-Virus zur Katastrophe führt. (Was in sich stimmig und berechtigt ist, wird nun, wie zuvor gesagt, auf den Kopf gestellt durch einen «Vorzeichenwechsel».) Lässt man es auf eine Infektion mit Sars-CoV-2 ankommen, geschieht nicht das, was früher zu erwarten gewesen wäre. Es wird das «periphere» Ich gleichsam hinters Licht geführt und beginnt irgendwann mit der Bekämpfung des eigenen Organismus – des physischen wie auch des seelischen Organismus.

Ist nun etwa die Impfung gegen das Coronavirus (speziell mit dem mRNA-Impfstoff), die ausgerechnet von einer Seite ins Rennen gebracht wird, welche von einer geistigen Erkenntnis des Virus und auch des Menschen nichts wissen will, die auf das vorliegende Problem absolut materialistisch und nicht ganzheitlich blickt, «zufällig» die Lösung des Problems?

Ganz gewiss nicht!

Zwar soll und kann keinesfalls behauptet werden, dass all diejenigen Menschen, die an der Entwicklung und am Einsatz eines Impfstoffs gegen das Coronavirus beteiligt waren und sind, im Auftrag der Schwarzen Logen arbeiten. Die meisten von ihnen sind zweifellos von dem ehrlichen Wunsch beseelt, zu helfen und mit ihrer Tätigkeit etwas Gutes für die Menschheit zu bringen, durch das ein «normales» Leben wieder möglich werden kann. (Unnötig hier nochmals zu erwähnen, dass es ein «normales» Leben, wie es die Menschheit zuvor gekannt hat, nicht mehr geben wird – weder durch eine solche Impfung noch durch ein anderes Präparat oder «natürliches» Wundermittelchen.) Aber wenn auch heute viele Menschen in den entsprechenden Forschungsbereichen gute Intentionen haben, so ist es durchaus der Fall, dass die Schwarzen Logen es ganz eindeutig darauf abgesehen haben, über den Weg der mRNA-Impfung gegen das Coronavirus ihren *eigentlich beabsichtigten Schachzug* zu verwirklichen.

Ich komme auf der Grundlage meiner übersinnlichen Betrachtung wie auch meiner sinnlichen Beobachtung dazu, die von mancher anthroposophischen und auch anderen Seite dieser Impfung gegen Sars-CoV-2 unterstellte katastrophal negative Wirkung auf den menschlichen Wesensgliederorganismus *nicht zu bestätigen.*

Aufgrund der geringen Zeitspanne von nur knapp eineinhalb Jahren, die seit den ersten klinischen Studien vergangen sind, kann von naturwissenschaftlicher Seite noch nicht abschließend gesagt werden, ob und falls ja, wie sich die Impfung auf den menschlichen Organismus langfristig auswirkt in Bezug auf etwaige unerwünschte Nebenwirkungen. Von geisteswissenschaftlicher Seite kann – unter Berücksichtigung der Möglichkeit eines unvollkommenen oder unrichtigen übersinnlichen «Sehens» dieser Zusammenhänge von meiner Seite und des insgesamt in Entwicklung befindlichen Geschehens – festgestellt werden, dass jedenfalls solche Nebenwirkungen wie die, die als Langzeitfolgen durch eine Covid-19-Erkrankung auftreten, nämlich eine physische und seelisch-geistige Beeinträchtigung, oder dass gar eine gezielte Manipulation des seelisch-geistigen Organismus durch diese Impfung vorgenommen werden, *weder* unbeabsichtigt als unbekannte Neben- oder Langzeit-Nebenwirkung eintreten *noch* von Seiten der Schwarzen Logen *derzeit beabsichtigt* sind. – Und gerade darin besteht nach meiner geistigen Beobachtung der Sachlage, der perfide Plan der Schwarzen Loge! Dieser soll nachfolgend in wenigen Worten angedeutet werden.

Wenn auch, wie gesagt, erst eine recht kurze Zeitspanne seit den ersten Testungen der Impfung vergangen ist, so muss doch schon zugegeben werden, dass eine flächendeckende Katastrophe in Bezug auf negative Folgeerscheinungen durch die Impfung ausgeblieben ist. Bis zum heutigen Tag (15.8.2021) sind knapp zwei Milliarden Menschen vollständig geimpft. Knapp 4,7 Milliarden Impfdosen sind insgesamt verabreicht. Hätte die Impfung diejenigen Folgen nach sich gezogen, die von anthroposophischer Seite mit Berechtigung befürchtet werden mussten, hätte man – auch bei einer noch so gleichgeschalteten Presse – nicht verhindern können, dass dies bekannt geworden wäre. Denn mittlerweile kennt wohl fast jeder Mensch irgendeinen Menschen, der sich bereits hat impfen lassen, und er kann auf diese Weise anhand eigener Beobachtung feststellen, dass sich die große Katastrophe nicht eingestellt hat.

Wie bei jeder anderen Impfung gibt es selbstverständlich auch bei der Coronavirus-Impfung sogenannte Impfschäden, gravierende Erkrankungen, die eindeutig infolge der Impfung bei Menschen aufgetreten sind, und diese sollen hier keinesfalls ausgeblendet oder verharmlost werden. Aber im Vergleich zu vielen anderen, bereits seit langer Zeit durchgeführten Impfungen treten solche Probleme im Falle der Impfung gegen das Sars-CoV-2-Virus sogar verhältnismäßig selten auf.

Meine spirituellen Forschungsbemühungen haben schon vor der Zulassung der ersten Impfstoffe zu dem Ergebnis geführt, was sich jetzt allgemein, aber auch durch meine persönliche «sinnliche» Beobachtung bestätigt: dass nämlich diese mRNA-Impfung, bei der nicht die gesamte Information, die das Virus mit sich führt und die als Träger des soratischen Impulses die zuvor beschriebenen fatalen Folgen für den Menschen hat, übermittelt wird, sondern nur die Kopie des Bauplans für die Virenhülle (so dass das menschliche Immunsystem eine Abwehrphalanx gegen das Kleid des Virus aufbaut, in das es sich hüllt, wodurch eine Aufnahme der gesamten Virus-Information in die menschliche Zelle verhindert wird, ohne dass der Mensch zuvor mit dem gesamten Virus in Berührung kommen musste) den spirituellen Hauptschaden, der durch eine Infektion eintritt, verhindert und daher auch nicht zu solchen Folgen führt, wie sie zu befürchten waren oder heute von bestimmten Menschen als angeblich eingetreten angeführt werden. Es sind also nach meiner Beobachtung vieler Menschen meines Umkreises, die zweifach geimpft sind (und ich habe überschlagen: es sind um die 100 Menschen), keine Schwierigkeiten eingetreten, wenn man von der Erstreaktion auf die Impfung, die durch die erfolgreiche Aktivierung des sogenannten erlernten Immunsystems zuweilen nach

der Zweitimpfung auftreten kann (wie vorüberge-
hendes Fieber, Schüttelfrost oder Gliederschmerzen)
absieht. Ich konnte keine sonstigen Einschnitte im
menschlichen Wesensgliederhaushalt ausmachen
(weder physische noch seelisch-geistige), die mich
dazu bringen könnten, der Meinung beizupflichten,
es sei das spirituelle Arbeiten nach einer Impfung
gegen das Coronavirus nicht mehr oder nur eingeschränkt möglich aufgrund von furchtbaren Nebenwirkungen.

(Ich möchte allerdings nicht unerwähnt lassen, dass
einer der wenigen Menschen, die ich kenne und denen
ich eine spirituelle Beurteilung der Situation gegenwärtig zutraue, nämlich José Martinez, der im Übrigen meine Einschätzung von der soratischen Wesensart des Sars-CoV-2-Virus teilt, mir von anderen
Beobachtungen berichtet hat. Er sei Menschen begegnet, die nach der Impfung – ob nach einer Erst-
impfung oder vollständigen Impfung blieb unklar
– eine breite Palette von Nebenwirkungen beklagt
haben, wie Orientierungslosigkeit, Gleichgewichts-
störungen, Konzentrationsschwierigkeiten oder Pa-
nikattacken – alles Symptome, die charakteristisch
für ein Long-Covid oder auch Post-Covid-Syndrom
sind. José Martinez ist aufgrund seiner eigenen Wahr-
nehmung von derart Betroffenen davon überzeugt,
dass die Impfung zu ähnlichen Problemen führt wie
die Infektion mit dem Virus selbst. Aufgrund meines
großen Respekts für die Forschungsergebnisse und

vielfältigen Behandlungserfolge von José Martinez auf anderen Gebieten wollte ich diesen Bericht nicht unter den Tisch fallen lassen. Auch möchte ich nicht naheliegen, dass in seiner Darstellung ein Irrtum vorliegt. – Aber letztlich kann ich, wenn man nun einmal mich um eine Aussage zu dieser Frage gebeten hat, nur dasjenige in vollständigem Umfang vertreten, was sich mir selbst auf übersinnlichem Wege dazu ergeben und was sich durch meine Wahrnehmungen im Sinnesalltag bekräftigt hat. Zwar bin ich weder Heilpraktiker noch Arzt, aber es haben sich, dieser Tatsache ungeachtet, in der Vergangenheit immer wieder in nennenswerter Anzahl Menschen in den unterschiedlichsten Fragen der Gesundheit oder vielmehr Krankheit, in Fragen zu einer spezifischen gesundheitlichen Problematik, die bei ihnen aufgetreten ist, an mich gewandt. Bis heute hat sich jedoch noch niemand an mich gewandt, der sich infolge einer Impfung in irgendeiner Weise nachhaltig geschädigt sieht. Dies ergänzt meine eigene Beobachtung im familiären und bekanntschaftlichen Umkreis, auch im anthroposophischen.)

So kann ich auch – sowohl aus der spirituellen Anschauung jener mit der Impfung verbundenen Umstände, auf die ich gleich zu sprechen kommen werde, als auch aus der sinnlichen Beobachtung heraus – das vielzählige Versterben von Menschen infolge der Impfung *nicht* bestätigen.

Der folgende Einschub sei aber dennoch gemacht: Es kann bei einer beginnenden Entwicklung der seelisch-geistigen Instrumente vorkommen, dass man etwas vielleicht im Kern Richtiges, was der Mitteilung wert ist, gefunden hat, dass man aber weder in der Lage ist, es durch aktuelle geisteswissenschaftliche Forschungsergebnisse noch durch die aktuelle physisch-sinnliche Faktenlage zu untermauern. Dann mag man, wenn man in der höheren moralischen Reife noch nicht so weit vorgedrungen ist, geneigt sein, in der Absicht, das Mitzuteilende glaubhaft oder überzeugend zu machen, zu unseriösen Mitteln zu greifen, indem man zum Beispiel Statistiken anführt, die Millionen von durch die Impfung zu Tode Gebrachten anführen.

Es ist fast immer der Fall, dass sich Ereignisse, die durch die übersinnliche Schau oder Forschung in der geistigen Welt als Tatsachen erscheinen, erst mit einer gewissen zeitlichen Verzögerung auf dem physischen Plan einstellen. Man muss beziehungsweise darf sich aber darum nicht gedrängt fühlen, unlautere Quellen heranzuziehen und deren Behauptungen zu verbreiten, in der Meinung, es würde die eigentliche Mitteilung glaubhafter machen.

Im Falle der Impfungen gegen Sars-CoV-2 mag es vielleicht angehen, dass einige Menschen – nicht etwa aus einer grundsätzlichen Empfänglichkeit für geheimnisvolle Geschichten und Deutungen (hierzu sei übrigens am Rande bemerkt, dass heute zumeist noch die unspektakulärere von zwei Varianten der Deutung eines Ereignisses die zutreffende ist), sondern in einer Art Stadium des Halbbewusstseins oder des «Hellfühlens» – zu einer gewissen Überzeugung kommen, deren eigentlichen Kern sie aber in Wahrheit weder klar zu benennen vermögen noch durch das, was auf dem physischen Plan gerade stattfindet, bestätigt erhalten – schlicht, weil das, was auf geistiger Ebene verschwommen wahrgenommen wurde, auf der physisch-sinnlichen noch nicht eingetreten ist. Es mag also sein, dass beispielsweise jemand dasjenige, was sich mir aus meiner geistigen Betrachtung als der Plan der Schwarzen Logen in Bezug auf die Impfungen ergeben hat, durch eine Art halbbewusstes Gewahren vorausahnt, es aber eben nicht konkret und vollkommen richtig zu fassen vermag als jenen *Plan*, der noch gar nicht zur Verwirklichung gekommen ist, weswegen ein solcher Mensch die von ihm erwarteten Ereignisse auf dem physischen Plan um ihn herum nicht finden kann (– wie zum Beispiel den hunderttausendfachen, millionenfachen Tod von Menschen durch die Impfung). Weil er aber so stark von seiner «Findung» überzeugt ist, *er*findet er haltlose «Beweismittel», mit denen er sie zu unterfüttern sucht. Man darf aber bei aller Leidenschaft für die Verbreitung von Wahrheit nicht aus spiritueller und seelischer Unreife zum Einsatz von Unwahrheiten greifen!

Abgesehen davon möchte ich anmerken, dass ich

es im Falle der jetzt in Rede stehenden Impfungen für ausgeschlossen halte, dass sich durch sie *in der Zukunft* eine größere Anzahl von Todesfällen einstellt. Und dass *heute* «massenhaft» Todesfälle durch die Impfung auftreten, wie es aus dem anthroposophischen Umfeld heraus zunehmend verbreitet wird, ist faktisch schlicht unzutreffend. Man kann solche Behauptungen eigentlich nur aufstellen, wenn man entweder aus einer ernstzunehmend ungesunden seelisch-geistigen Konstitution heraus tatsächlich Unwirkliches für wirklich hält, wenn man also in einer illusionären Gedankenwelt lebt oder wenn man aus den hier angedeuteten Umständen der moralischen Unreife heraus – oder aus welchen Motiven auch immer – lügt.

Und tatsächlich sind diese Beobachtungen auf Sinnesebene, dass nämlich *keine* massenhaften Todesfälle durch die Impfung zu beklagen sind, auch eine schlüssige Konsequenz meiner – wie gesagt – schon vor dem Impfbeginn gemachten übersinnlichen Untersuchungen. Diesbezüglich komme ich nun zurück auf den zuvor erwähnten perfiden Plan der Schwarzen Logen hinsichtlich der Impfungen:

Demnach ist die gegenwärtige mRNA-Impfung gegen das Sars-CoV-2-Virus eine Art *Trojanisches Pferd*. Sie ist nicht hinsichtlich dessen, was sie in den physischen Leib des Menschen hineinbringt, sondern was sie in seine Seele hineinbringt, ein Trojanisches Pferd.

Es soll die Menschheit durch diese tatsächlich zunächst gewissermaßen harmlos wirkende Impfung gegen Sars-CoV-2 nach dem Plan der Schwarzen Logen *Vertrauen fassen* in diese Art der therapeutischen Behandlung des Menschenwesens. Denn was sie anstreben, ist die Manipulation der menschlichen DNA, weil sie durch die Durchschneidung des karmischen Plans, welcher hinsichtlich der physiologischen Eigenschaften des einzelnen Menschen in der DNA eingearbeitet ist beziehungsweise auf dem physisch-materiellen Plan in Form der DNA vorliegt, sich Macht und andere Vorteile verschaffen wollen.

Es soll durch diese Impfung, die den Menschen – auch noch angetrieben durch entsprechende, vonseiten der Regierungen gefassten Beschlüsse – die Rückkehr zu einem Leben verheißen, wie es «vor Corona» gewesen ist, der Menschheit Vertrauen in die Harmlosigkeit dieses Impfansatzes eingeflößt werden. Es soll dem Menschen weisgemacht werden nach den Plänen der betreffenden Schwarzen Logen: Die Wissenschaft, die konventionelle Medizin, die Pharmazie sorgen sich um mein Wohl, sie sorgen dafür, dass ich vor Krankheit und Tod geschützt werde, in Form von Impfungen und entsprechenden Medikamenten, die aufgrund ihrer phantastischen neuen Technologie oder innovativen Wirkstoffbeschaffenheit keine oder kaum Nebenwirkungen hervorrufen, so dass ich wieder zu meinem Lebensstil zurückkehren kann, den ich immer gelebt habe. – Dies soll sich der Mensch sagen und Vertrauen fassen zu demjenigen, was *nach* der Impfung gegen Sars-CoV-2 kommen soll, nämlich die Veränderung seiner Gene.

Schon jetzt wird dafür geworben, dass man zukünftig auf der Basis einer solchen Impfung wie derjenigen der mRNA- oder dann eben auch DNA-Impfung Krankheiten wie Krebs oder Multiple Sklerose verhindern könne. Es mag verlockend klingen, und es mag denjenigen, der sich gegen eine solche «Therapie» ausspricht, in ein unbarmherziges Licht stellen. Aber jedem mit Anthroposophie vertrauten Menschen dürfte klar sein, dass die künstliche «Auslöschung» von Krankheiten das gravierende Problem mit sich bringt, dass ein wichtiger Weg, den sich das Ich für die Erfüllung seiner karmischen Ausgleiche oder auch als Chance wählt, um zu einem Aufwachen gegenüber der geistigen Wirklichkeit zu kommen, nämlich eine Erkrankung oder die Disposition zu bestimmten physiologischen Entwicklungen, dadurch vernichtet wird. Es müssen dann andere Wege gefunden werden von dem übersinnlichen Menschenwesen, das schließlich aus dem Grund zur Inkarnation hinabsteigt, um zu selbständiger und bewusster höherer Erkenntnis und dadurch zu seiner eigenen Freiheit, zur Unabhängigkeit von jedwedem Gott zu gelangen, sei er gut oder böse, damit es ein Ziel zu erreichen vermag, nämlich zur Geist-Erkenntnis und zum freiwillig mit dem «guten

Gott» geschlossenen Bund zu kommen. Doch solche Wege wie eine Krankheit (die nicht wie Covid-19 von soratischen Impulsen kontaminiert ist) werden durch derartige Maßnahmen ausgelöscht.

Dies ist die Tür, durch die die Menschheit nach dem Willen der Schwarzen Logen hindurchgelockt werden soll. Und wenn sie durch sie hindurchgegangen ist, wenn sie die Impfung gegen Sars-CoV-2 nicht als ein von den Schwarzen Logen ausersehenes Mittel erkennt, durch welches unberechtigtes Vertrauen in die künftig folgenden «Therapien» geweckt werden soll, dann wird sich die Menschheit nicht nur vieler Wege berauben, durch welche das einzelne Karma sich erfüllen kann, sondern sie droht auch in Gefangenschaft geführt zu werden durch die in Zukunft vorgesehene *vorgeburtliche* Manipulation des physischen Leibeskeims des Menschen durch diejenigen Kreise, die dem gut-göttlichen Weltenplan für die höhere Entwicklung des Menschen entgegenarbeiten.

Zum Schluss dieses Beitrags soll nun noch das Wagnis eingegangen werden, auf eine sehr unkonventionelle und durchaus prekäre Maßnahme zu sprechen zu kommen, die dem Geistesschüler offensteht, um sich die heute so akut durch eine Infektion mit Sars-CoV-2 bedrohte *Zeit* zu verschaffen, die er für seine höhere Entwicklung, durch welche er sich den Anwürfen der Gegen-Geistesmächte zu erwehren vermag, benötigt.

Wer die drei Dornacher Vorträge Rudolf Steiners aus dem November 1917, welche unter dem Titel «Individuelle Geistwesen und einheitlicher Weltengrund» zugsammengestellt sind, genauer gelesen hat, wird über eine Aussage Rudolf Steiners «gestolpert» sein, die zum Nachdenken in eine besondere Richtung Anlass gibt; diejenige Aussage nämlich, dass sich im gegenwärtigen, fünften nachatlantischen Zeitalter die Menschheit *«durch die Einverleibung der Kräfte des Bösen im guten Sinne»* (GA 178, Dornach [4]1992, S. 205) zu großem spirituellen Vermögen hinaufentwickeln kann. Eine Maßnahme, durch die sich gewissermaßen Böses in Gutes verwandeln lässt.

Aber ich möchte mich auf diese Aussage nicht unbedingt berufen. Denn sie bezieht sich auf diejenigen Menschen, die zu einer wirklichen Christus-Erkenntnis im Sinne des Paulus gekommen sein werden. Und da dies noch nicht für jede Menschenseele zutrifft, die sich aber mit ernstem Bemühen bereits auf den seelisch-geistigen Schulungsweg begeben hat und engagiert, möchte ich mich – wenn ich auch glaube, dass diese Aussage Rudolf Steiners auf die nun zu erwähnende Möglichkeit unter den genannten Umständen durchaus bezogen werden darf – stattdessen lieber auf einen anderen Leumund berufen, nämlich auf den Evangelisten Matthäus, der das Wort Jesu Christi wiedergibt:

«Siehe, ich sende euch wie die Schafe mitten

unter die Wölfe. Darum seid klug wie die Schlan-
gen und ohne Falsch wie die Tauben!» (Mt 10, 16)

Der gewissenhafte Geistesschüler hat – nach dem,
was sich aus meiner übersinnlichen und sinnlichen
Beobachtung ergibt – heute die Möglichkeit, durch
eine Impfung gegen das Coronavirus sich Zeit zu verschaffen für eine intensive Entwicklung seiner sich
läuternden Seele auf einem Schulungspfad, wie er im
Buch *«Wie erlangt man Erkenntnisse der höheren
Welten?»* umrissen ist. Es kann gewissermaßen das
Böse – oder das geplante Böse – mit seinen eigenen
Waffen geschlagen werden, indem der provisorische
Schutz, der durch die Impfung eintritt, verhindert,
dass dem anthroposophischen Geistesschüler oder
überhaupt jedem Menschen die Zeit für seine ernsthaft gewollte und gesuchte spirituelle Entwicklung
durch die Folgen einer Covid-19-Infektion geraubt
wird. Es kann das Böse in Gutes gewandelt werden, *wenn* er diese Zeit, die ihm dadurch zur Verfügung gestellt wird, in der er nämlich unbehelligt
von diesem soratischen Angriff spirituell arbeiten
kann an der Entwicklung seiner Seele, tatsächlich
dazu nutzt, mit unbändigem Ernst diese Arbeit zu
betreiben. Denn allein durch sie können ihm die
Mittel erwachsen, um spätestens in der nächsten Inkarnation – mit neuen Fähigkeiten ausgestattet – der
Menschheit und dem Weltendasein zu ihrer eigent-
ichen Berufung und Mission zu verhelfen als ein fä-

higer Helfer des gut-göttlichen Geistes, nicht als ein
«*Knecht*», sondern als ein «*Freund*» Christi (vgl. Joh
15, 12-15).

Wenn der Geistesschüler sich diesen Vorsprung,
diesen Nutzen durch die Impfung verschafft, hat er
– wie im Übrigen jeder andere Mensch auch – die
absolute *Verpflichtung*, sich auf diesen Weg der inneren Seelenreife mit der äußersten Konsequenz
zu konzentrieren. Es ist dies wahrlich nicht zu viel
verlangt! Denn es sind Übungen, die wirklich jeder
Mensch praktizieren kann – wenn er nur will und
den äußersten Ernst der Lage zu bedenken bereit ist.
Aber er darf sich diesen Nutzen nicht allein um seiner selbst willen erwerben wollen, sondern er muss
ihn mit der moralischen Haltung erwerben, dass er
ihn sich verschafft, um seelisch-geistig so heranzurei-
fen, dass er der Welt- und Menschheitsentwicklung
als ganzer künftig einen real wirksamen Dienst zu
erweisen vermag!

Bei all dem ist allerdings zu beachten, dass die Impfung als solche *nicht die Lösung des Problems* darstellt, wie aus diesem sowie dem vorangegangenen
Beitrag in Band I hervorgegangen sein sollte. Weder
besteht eine Garantie für einen vollständigen Schutz
vor einer Infektion (– auch wenn prinzipiell die Begegnung mit dem Virus nach einer Impfung glimpf-
lich verlaufen sollte, denn dann kann, aufgrund der
Bekanntmachung des Menschen mit dem nicht in
der ursprünglichen Weise schädlichen Ganzen, son-

dern lediglich mit der «Verkleidung» des Virus, das noch nicht in den vegetativen Prozessen des physischen Leibes voll erwachte, sondern sozusagen von der übersinnlichen Peripherie aus wirkende Ich in der altbekannten Art wieder wirksam werden –), noch wird diese Art der Impfung dauerhaft und gegen sämtliche Mutationen des Sars-CoV-2-Virus wirken, die sich noch entwickeln werden, wenn eben die Impfungen in Anspruch genommen werden, ohne dass eine spirituelle Bewusstseinsarbeit von der Menschheit aufgenommen wird. Wenn die Menschheit jetzt nicht dazu kommt, sich zum Anerkennen des dreifaltig wirkenden Geistes des einen Logos zu bequemen, wenn sie ihre moralischen Ideale nicht auf der Ebene der lebendigen Wirklichkeit sucht, dann wird der positive Effekt der Impfung verpuffen. Dann wird sie vielmehr zu einem Bumerang, der auf uns zurückschnellt und – ebenso wie das Nicht-Impfen (und daran sieht man, in welche vertrackte Lage wir uns gebracht haben) – zu immer gefährlicheren Varianten des Virus führen, welchem schließlich (zwar kein Ich, sondern das Gegenteil, nämlich) eine gegen das Ich gerichtete geistige Intention «innewohnt», die Intention, dasjenige, was die widerstreitende untersinnliche Geistesmacht durch das Virus zu erreichen beabsichtigte, doch noch zu erreichen. Dann wird die Impfung die Mutation und zunehmende Resistenz der Viren befördern, und es kann dann auch zu Langzeitsymptomen kommen, die bislang noch nicht oder nicht in dem dann zu erwartenden Maße nach einer Infektion aufgetreten sind. Und schließlich wird es, wenn ein Erwachen für die geistigen Realitäten – zu denen an erster Stelle die Erkenntnis des wahren Menschenwesens als ein reiner Geist sowie die Erkenntnis der sogenannten Christus-Tat für die Menschheit gehört – nicht eintritt, zum Aufkeimen von Krankheitserregern kommen, gegen deren Zerstörungspotenzial das Sars-CoV-2-Virus geradezu unscheinbar wird.

Es kann sich in Bezug auf die Impfung der für die lebendige Geist-Erkenntnis brennende Mensch momentan eigentlich nur noch die Frage vorlegen, ob er sich für «Pest oder Cholera» oder – vielleicht nicht ganz so drastisch – für Pest oder Fußverstauchung entscheidet. Denn irgendwann *wird* er mit dem Sars-CoV-2-Virus in Berührung kommen. Dass der Mensch sich mit dem Virushüllen-Protein im Zuge einer Impfung auseinanderzusetzen hat, ist eine Tatsache. Und es wird noch an anderer Stelle, zu einem späteren Zeitpunkt etwas darüber zu sagen sein, was dies im Einzelnen bedeutet. Aber die Auseinandersetzung mit dem, was das Gesamtding des Virus ausmacht (von einem Gesamt-«Organismus» kann, wie in Band I schon ausgeführt, nicht die Rede sein), ist eine vom spirituellen Standpunkt aus ganz andere Dimension. Und zurzeit darf man noch davon ausgehen, dass eine Infektion mit Sars-

CoV-2 nach einer Impfung in der Regel tatsächlich nicht zu (physischen und spirituellen) Langzeitfolgen führt, wie es bei einer Infektion ohne vorherige Impfung geschieht.

So muss sich der Mensch, besonders der Geistesschüler, überlegen, ob er es lieber riskiert, quasi ungewappnet dem Bekämpfer des Ichs auf der Ebene seines physischen Leibes zu begegnen, den langen Arm dieses Bekämpfers des Ichs in seinem Wesensgliederorganismus und die verheerenden Auswirkungen hinzunehmen und obendrein noch zu riskieren, für die Infektion anderer Menschen mitverantwortlich zu sein; oder ob er sich einen gewissen Schutz zulegt, dadurch aber riskiert, dass er dazu beiträgt, seiner spirituell unwissenden Umgebung als Geimpfter den falschen Eindruck zu vermitteln, nämlich den Eindruck, es gäbe ohne eigenes Bemühen in dieser Sache eine einfach zu erhaltende Sicherheit. Denn dies riskiert er, wenn er seiner Umgebung nur als ein Geimpfter, nicht aber als lebendes Vorbild eines Geist-Bekenners wahrnehmbar wird. Und er muss sich fragen, ob er sogar riskieren will, bei Impfung und gleichzeitigem Versäumnis gegenüber einer notwendigen, mit ernstester Konsequenz gepflegten seelischen Selbsterziehung für die Entstehung noch schlimmerer Szenarien unmittelbar mitverantwortlich zu sein. (Dies muss sich aber natürlich auch der Ungeimpfte fragen oder sagen.) – Soweit meine Einsicht sich erstreckt, kann die zweite Option in der Tat heute noch zu etwas Positivem führen, weil die Bedingungen für ihren guten Ausgang von einem ernsthaft um den lebendigen Geist bemühten Menschen oder gar Geistesschüler durchaus zu erfüllen sind. Es bräuchte dafür allerdings eine gewisse Anzahl von Menschenseelen, denn es gilt noch immer: Es handelt sich um ein gesamtmenschheitliches karmisches Geschehen.

Wir müssen uns eingestehen, dass es aus dieser Lage keinen Weg hinaus gibt, auf dem der Mensch vollkommen unbehelligt davonkommt. Darum ist eine «spirituelle Ratio» und eine «spirituelle Rationalität» gefragt. Und zu dieser gehört nicht nur, sich unter Umständen für eine Impfung zu entscheiden, um der Weisung des Christus zu entsprechen, «klug» zu sein «wie die Schlangen», sondern sich zugleich um die Herstellung jener moralischen Reinheit in der eigenen Seele zu bemühen, für welche das Bild der Taube gewählt wurde, die in der christlichen Ikonographie als der Sendbote Gottes, als der Heilige Geist erscheint.

Der Mensch muss heute dazu kommen, seine Meinungsbildung und seine Handlungen auf etwas anderes zu gründen als auf die sinnlich-intellektuelle Ratio. – «*Was sollen wir tun, damit wir die Werke Gottes wirken?*» Die Antwort Christi darauf lautet: «*Darin besteht das Werk Gottes, dass ihr an den glaubt, den jener gesandt hat.*» (Joh 6, 28-29)

Warum ist dieser Christus-Glaube, der heute – im Zeitalter der Bewusstseinsseele – die Bereitschaft zur Erkenntnis Christi darstellt, notwendig, um gute Werke zu wirken? Er ist notwendig, weil Christus der Geist der *Wahrheit* ist. Wir müssen in unserem Gedankenleben den Anschluss an die Wahrheit suchen. Wir müssen weg kommen von der Lüge, aber auch von Spekulationen, von Halbwahrheiten, von der hyperrationalen, intellektualistischen ebenso wie von der weltfremden, luziferisierten, irrationalen Verwirrung unserer Geister.

Dies ist erreichbar durch den Weg der Selbstlosigkeit, auf dem uns Christus als unser Vorbild vorangegangen ist. Das schöpferische «Wort», das im Urbeginne war und aus dem die Welt hervorging, lebt in der Wahrheit, die es selbst verkündet hat. Wer auf den Repräsentanten der Menschheit schaut, wer Seine Stimme hört, dem fällt es nicht schwer, das Kreuz des Verzichts auf den persönlichen Vorteil zu tragen, und er wird den schmalen, aber sicheren Weg der Mitte finden. Die Verbindung mit Christus hebt den Menschen über seine Schwächen hinweg und macht ihn zum Helfer am großen Werk der Menschheitsentwicklung. – Worauf warten wir?

Anhang

Das Gleichnis vom ungerechten Verwalter
nach Lukas 16, 1-9

«Er sagte aber auch zu den Jüngern:

Ein reicher Mann hatte einen Verwalter. Diesen beschuldigte man bei ihm, er verschleudere sein Vermögen. Darauf ließ er ihn rufen und sagte zu ihm: Was höre ich über dich? Lege Rechenschaft ab über deine Verwaltung! Denn du kannst nicht länger mein Verwalter sein.

Da sagte der Verwalter bei sich selbst: Was soll ich jetzt tun, da mein Herr mir die Verwaltung entzieht? Zu schwerer Arbeit tauge ich nicht; und zu betteln schäme ich mich. Ich weiß, was ich tun werde, damit mich die Leute in ihre Häuser aufnehmen, wenn ich als Verwalter abgesetzt bin.

Und er ließ die Schuldner seines Herrn, einen nach dem anderen, zu sich kommen und fragte den ersten: Wieviel bist du meinem Herrn schuldig? Er antwortete: Hundert Fass Öl. Da sagte er zu ihm: Nimm deinen Schuldschein, setz dich schnell hin und schreibe: fünfzig! Dann fragte er einen andern: Wieviel bist du schuldig? Der antwortete: Hundert Sack Weizen. Da sagte er zu ihm: Nimm deinen Schuldschein und schreibe: achtzig!

Und der Herr lobte den ungerechten Verwalter, weil er klug gehandelt hatte, und sagte: Die Söhne dieser Welt sind im Umgang mit ihresgleichen klüger als die Söhne des Lichtes.

Und ich sage euch: Machet euch Freunde mit dem ungerechten Mammon, damit ihr, wenn er euch ausgeht, aufgenommen werdet in die ewigen Wohnungen!»

Dieses Gleichnis ist durchaus etwas «sperrig», weil man es zunächst schwer hat, diese Ausführungen des Christus mit den übrigen als «christlich» bekannten Tugenden in Einklang zu bringen.

Es mag vielleicht auch daran liegen, dass man heute mit der Art der pharisäisch-sadduzäischen Rabulistik der Zeitenwende nicht mehr vertraut ist, bei der oft sozusagen «von hinten durch die Brust ins Auge» geschossen wurde und die der Herr hier offensichtlich für Seine Zwecke bemüht hat.

Ich meine, man darf diese Stelle im Grunde ganz «einfach» auffassen und sie in etwa folgendermaßen deuten:

Es geht in diesem Gleichnis offenkundig nicht um die Erteilung einer Unterweisung in Wirtschaftslehre, sondern es handelt sich – wie geschrieben steht – um ein *Gleichnis*, weshalb es nicht um irdische, sondern natürlich um geistige Güter geht.

Die vorangegangenen Gleichnisse (aus Lukas 15) beziehen sich alle auf die *seelisch-geistige* Umkehr, auf die Rückkehr aus der Diaspora der Verirrung in die göttlich-geistige Heimat auf der Grundlage der Einsicht des Betreffenden. Denn auch wenn es im ersten Gleichnis (anders als in den zwei folgenden) der Hirte ist, der sein Schaf zurückholt, so war doch der Anlass für dieses Gleichnis, dass die *«Zöllner und Sünder»* dem Herrn *«fortwährend nahten»*, also von sich aus Sehnsucht nach Seiner Unterweisung und Seinem Beistand bekundeten, woraufhin die Schriftgelehrten Seinen Umgang mit diesen monierten.

Zwar richtet sich das Gleichnis vom ungerechten Verwalter *«auch»* an die Jünger, wie es heißt, aber es sind nach wie vor die Schriftgelehrten zugegen, und vor deren Augen und Ohren erteilt Christus den Jüngern Rat, was sie von dem Gebaren dieser Schriftgelehrten halten sollten, wie sie es einzuordnen, zu bewerten hätten. Denn im Anschluss wendet Er sich wieder den Pharisäern zu mit den eindeutigen Worten: *«Ihr seid es, die sich selbst als gerecht hinstellen vor den Menschen, aber Gott kennt eure Herzen...»* (Lk 16, 15)

In diesem Gesamtzusammenhang wird also das Gleichnis vom ungerechten Verwalter gegeben, und man kann darauf aufmerksam werden, dass es inhaltlich-stilistisch den Gleichnissen aus Matthäus (*«Das Himmelreich aber ist wie...»* oder das Gleichnis vom Weinbergbesitzer) nicht unähnlich ist.

Am Beispiel der ungerechten Schriftgelehrten sollen nun die Jünger etwas über den Umgang mit den geistigen Gaben lernen, die ihnen von Gott gegeben werden. Denn *sie* sind es schließlich, die künftig ausgesendet werden sollen, um das Evangelium, den Neuen Bund Gottes mit dem einzelnen, bewussten Menschen in aller Welt zu verkündigen. Indem der Herr sie zu Seinen Aposteln erwählt hatte, weil sie Ihn erkannt hatten und Ihm darum vom Vater gegeben worden waren (Joh 17, Abschiedsgebet) – dem Prolog entsprechend, also als *«Kinder Gottes»*, *«die Ihn aufnahmen»* –, war es unstrittig, dass diese Zwölf zunächst ihren Menschenbrüdern in der Erkenntnis Christi und den Zielen des Neuen Bundes voraus waren. Sie waren mit besonderen Gaben bedacht worden, was aber zugleich eine ebenso große Verantwortung mit sich brachte. (Auf diese Tatsache ist schon im Haupttext aufmerksam gemacht.) *«Wem man viel anvertraut, von dem wird man desto mehr verlangen»*, Lk 12, 48.

Bevor aber den (im Schriftstudium ungebildeten, aber durch Jesus Christus unmittelbar im Herzen ausgebildeten) Jüngern die Verwaltung des Wortes übertragen wurde, hatten sich dieser Verwaltung die Schriftgelehrten angenommen – bekanntermaßen in der Zeitenwende eine bereits überlebte, entartete Anknüpfung an die Tradition des Alten Bundes, als die geistlichen Belange noch in die Hände einer da-

140

für bestimmten Gruppe gelegt werden mussten, die an des Volkes statt die Weisungen Jahwes entgegenzunehmen befähigt war und so als Priestergeschlecht über die Blutsvererbungslinie «rein» gehalten wurde. Als Eingeweihte verwaltete diese Gruppe ein Wissen, das den anderen vorenthalten blieb.

Das sollte sich mit der Einsetzung des Neuen Bundes grundlegend ändern. Wie soll man sonst die Worte verstehen: *«Nichts ist verhüllt, was nicht enthüllt werden wird, und nichts verborgen, was nicht bekannt werden wird. Was ich euch im Dunkeln sage, das saget im Licht, und was ihr ins Ort hört, das prediget auf den Dächern!»* (Mt 10, 27) oder *«Niemand aber, der ein Licht angezündet hat, stellt es unter ein Gefäß oder stellt es unter ein Bett, sondern er stellt es auf einen Leuchter, damit die Hereinkommenden das Licht sehen. Denn nichts ist verborgen, was nicht offenbar werden wird...»* (Lk 8, 16 f.)?! Es sollten doch *jedem* einzelnen Menschen durch den Opfertod Christi die Werkzeuge verliehen werden, um als Einzelner – unabhängig von einer ihm den Geist ersetzenden Mittler-Instanz – durch seinen Glauben an Christus gewissermaßen selbst eines Tages ein «Priester» werden zu können, ein im Sinne des Heiligen Geistes verantwortungsbewusster Mensch oder Eingeweihter durch unmittelbare Erkenntnis, in der Art einer paulinischen Erkenntnis von der Wirklichkeit des Auferstandenen. Das Wissen um die Mysteriengeheimnisse sollte also künftig niemand mehr für sich allein behalten, sondern, sofern er mehr davon hätte als andere, es in einer verantwortungsvollen Weise an diese weitergeben. Mit anderen Worten: Die Jünger sollten es den Schriftgelehrten, die über die göttliche Lehre wachten, deren Deutungshoheit für sich allein beanspruchten und andere nach ihrem Gutdünken richteten, nicht nachmachen.

Vor diesem Hintergrund scheint nun also der *«reiche Mann»* in dem Gleichnis vom ungerechten Verwalter Gott selbst zu sein (sein Reichtum ist das «Himmelreich», die göttliche Weisheit und Liebe), der *«Verwalter»* seines Besitzes aber derjenige, der dazu auserwählt ist, eine gewisse Einsicht in oder Teilhabe an diesem Besitz zu haben, was ihn im Gegenzug verpflichtet, damit in rechter Weise zu haushalten. – Nun besteht allerdings die Art, wie der Verwalter *«den Besitz»* des Herrn *«verschleudert»*, darin, die ihm anvertrauten geistigen Güter allein für sich selbst zu gebrauchen, das heißt zu missbrauchen und darüber hinaus noch andere abhängig zu halten dadurch, dass er obendrein Zinsen fordert und diese für sich behält.

Als dann der Verwalter durch seinen Herrn ermahnt wird, sinnt er auf ein listiges Geschäft, um sich frei zu kaufen, indem er die Güter des Herrn (in Form der erlassenen Schulden) verschenkt. – Und dies ist es, was der Herr daraufhin lobt!

Was sollen also die Jünger (diejenigen Menschen, die Christus folgen wollen) daraus lernen?

Sie sollen mit den geistigen Gaben, die ihnen gegeben werden, gegenüber jenen, zu denen sie ausgesandt werden, künftig genauso umgehen wie der Verwalter mit dem Besitz des reichen Herrn gegenüber den verschuldeten Handelspartnern – allerdings aus genau umgekehrten Motiven. («*Denn die Söhne dieser Welt sind ihrem Geschlecht gegenüber klüger als die Söhne des Lichts.*»)

Der ungerechte Mammon steht in diesem Gleichnis für das Für-Sich-Behalten geistiger Güter, die einem aber eigentlich zu dem Zwecke anvertraut sind, sie zu vermehren dadurch, dass man sie fortschenkt. («*...ich habe euch dazu bestimmt, dass ihr hingeht und Frucht tragt und dass eure Frucht bleibe, damit euch der Vater gebe, um was ihr ihn in meinem Namen bittet.*», Joh 15, 16, siehe auch das Gleichnis von den anvertrauten Talenten bei Lk 19, 11 ff. und Mt 25, 14 ff.) Wenn das Verhalten des ungerechten Verwalters also auf den Umgang mit den geistigen Gaben übertragen wird, wird sich das Evangelium verbreiten und werden die Apostel und alle Zeugen der Wirklichkeit Christi «Frucht» tragen. Durch Fortschenken des geistigen Besitzes des Herrn wird dieser Besitz vermehrt unter den Menschen.

«*Macht euch Freunde mit dem ungerechten Mammon, damit, wenn er zu Ende geht, sie euch aufnehmen in die ewigen Wohnungen.*»

Wenn wir das «Vorbild» des ungerechten Verwalters also auf das Geistige anwenden, sind wir «klug», aber «ohne Falsch», und wir werden uns Freunde sowohl unter den Menschen machen, an die wir den (unrechtmäßig für uns behaltenen) Besitz weiterschenken, und zuglcich Freunde unter den Engeln, die uns dafür einst in ihre Wohnungen einlassen werden.

Etwa in diesem Sinne kann die vorliegende Textstelle aufgefasst werden. Dazu passt in einem erweiterten Sinne ein Satz, der einem Vortrag Rudolf Steiners über einen «*Exkurs in das Gebiet des Markus-Evangeliums*» entstammt und dort wie eine Schlussbemerkung steht. Wer sich in die Bedeutung der hier berührten Evangelienstelle einlebt, wird diesen Zusammenhang vielleicht ebenfalls sehen:

«Was aber im Schoße der Zukunft ruht, das kann lebendig werden, wenn sich genügend viele Seelen finden, die da wissen, dass Erkenntnis Pflicht ist, weil wir unsere Seele nicht unentwickelt an den Weltengeist zurückgeben dürfen; denn sonst haben wir dem Weltengeiste selber etwas entzogen, was er uns an Kräften einverleibt hat.» (GA 124, Dornach [4]1995, S. 209)

«Und wäre er nicht auferstanden ... »
Die Christus-Stationen auf dem Weg
zum geistigen Menschen

3. Auflage, Geb., 204 S., m. farb. Abb.,
ISBN 978-3-03769-001-7

Die Christus-Begegnung der Gegenwart
und der Geist des Goetheanum

Geb., 160 S., m. farb. Abb.,
ISBN 978-3-03769-026-0

«Das Christliche aus dem Holze herausschlagen»
Rudolf Steiner, Edith Maryon
und die Christus-Plastik

2. Auflage, 100 S., zahlr. Abb.,
ISBN 978-3-03769-005-5

Rudolf Steiner – Meister der Weißen Loge
Zur okkulten Biographie

3. Auflage, Geb., 184 S., Abb.,
ISBN 978-3-03769-030-7

Die Templer
Der Gralsimpuls im Initiationsritus
des Templerordens, Band I

2. Auflage 2012, Geb., 192 S., Abb.,
ISBN 978-3-03769-041-3

Die Templer
Der Gralsimpuls im Initiationsritus
des Templerordens, Band II

Geb., 217 S., Abb., ISBN 978-3-03769-046-8

Die Demenzerkrankung
Anthroposophische Gesichtspunkte

5. Auflage, Kt., 98 S., ISBN 978-3-03769-017-8

Judith von Halle

Schwanenflügel

Eine spirituelle
Autobiographie

Teil I: Kindheit und Jugend

Erschienen in der Edition Morel
2. Auflage, 432 S., Abb.
ISBN 978-3-906891-00-2

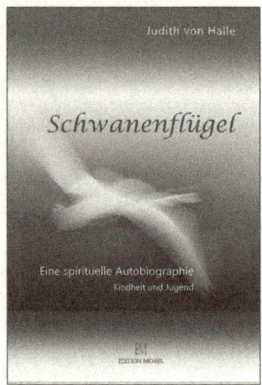

Ein ergreifendes und ermutigendes Zeugnis für die Entdeckung
und Erkenntnis der eigenen unvergänglichen geistigen Individualität, ihres Vermögens, Ursprungs und Ziels.

*«Das rückhaltlose Offenlegen meiner Kinder-Erlebnisse mit der
geistigen Welt, das öffentliche Zeugnis-Ablegen von der Wirklichkeit Christi durch die Veröffentlichung meiner mir kost-
barsten spirituellen Erfahrung aus Kindertagen soll Mut machen
und Vertrauen schenken ...»*

«Die Schilderung ihres individuellen Zugangs zur Anthroposophie und ihre dann ablesbare vorgeburtliche Verbindung
mit dem neuen, sich in der anthroposophischen Bewegung ein
Flussbett bahnenden Christuswirken, ist ‹herzinniglich› ...»

Reto A. Savoldelli

Judith von Halle

Reinkarnation und Karma

Eine Einführung

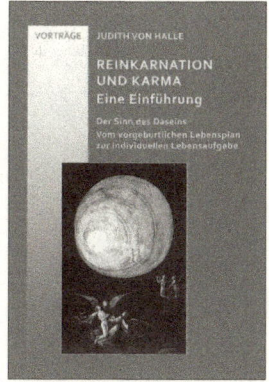

Der Sinn des Daseins
Vom vorgeburtlichen Lebensplan
zur individuellen Lebensaufgabe

2021, 80 S., kt.
ISBN 978-3-03769-061-1

Es ist die Grundfrage des Daseins: die Frage nach dem Sinn des Lebens, sie bewegt uns nicht nur im individuellen Lebenslauf, sie bestimmt auch das Leben im sozialen Organismus. Auch die Frage der Berufswahl hängt damit zusammen und in der Folge die dann im Berufsleben nicht selten dramatisch auftauchende Frage nach dem Sinn der Arbeit (Symptom Burnout).

Woher kommt eigentlich eine «Berufung»? Woher kommen «angeborene» Begabungen und Fähigkeiten: die Folge einer Gen-Lotterie oder vorgeburtlicher Lebensplan? Kommt jedem Menschen eine individuelle Lebensaufgabe zu?

Die Berichte von Nah-Tod-Erfahrenen von einer Lebensrückschau und einer Licht- oder Christus-Erscheinung sind wie Antworten auf solche Fragen zu lesen.

Die erlösende Antwort ist nur zu finden im Entwicklungsgedanken, in der Erkenntnis von Reinkarnation als Voraussetzung zum Verständnis des eigenen Karmas. Es erwacht das Bewusstsein der Unsterblichkeit des Seelenkerns: vor der Geburt und nach dem Tod. Nach dem Tod beginnt sogleich das Nachbereiten des vergangenen Lebens (Rückschau, Reue, Vorsätze), und vor der Geburt geschieht das Vorbereiten des Lebensplans mit der Hilfe dessen, den Rudolf Steiner den «Herrn des Karma» genannt hat.

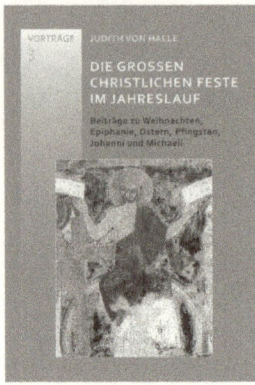

Judith von Halle

Die großen christlichen Feste im Jahreslauf

Beiträge zu
Weihnachten, Epiphanie, Ostern,
Pfingsten, Johanni und Michaeli

2020, 96 S., kt.
ISBN 978-3-03769-060-4

Dieser dritte Band mit Vorträgen von Judith von Halle enthält eine Zusammenstellung von bisher unveröffentlichten Vorträgen so-wie Artikeln zu den christlichen Jahresfesten, in denen der Leser Anregungen zu einem eigenen und bewussteren Verhältnis zu den Festen finden kann.

Ein Schwerpunkt ist auf die Zusammenschau der Feste im Jahreslauf und deren inneren Zusammenhang untereinander gesetzt. In dieser Betrachtung bildet nicht das Oster-, sonder das Weihnachtsfest den Auftakt zum Durchgang der Seele durch den Jahreskreislauf, dessen Kulmination für die Bewusstseinsseelen-Entwicklung das Michael-Fest darstellt.

In einer ausführlichen Betrachtung wird dem Pfingst-Ereignis als «innerem Lehrer» besondere Aufmerksamkeit geschenkt.
Weitere Beiträge wie zur Oster-Paradoxie ergänzen diese variationsreichen Anregungen zum Erlebnis der Jahresfeste.

Das Weihnachtsgeschehen im Kreislauf der Jahresfeste
Das Zeugnis des Lichts. Epiphanie
Vom Mysterium des Kreuz-Symbols.
Eine Pfingst-Betrachtung
Die Michael-Gruppe im Ersten Goetheanum

Judith von Halle

Meditation
und Seelenprüfungen

in der Anthroposophie und
in den Evangelien

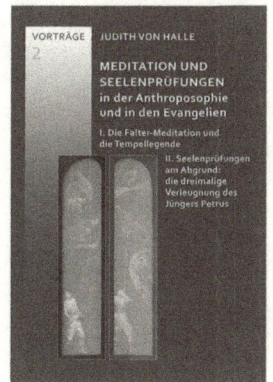

2019, 120 S., kt.
ISBN 978-3-03769-058-1

TEIL I: DIE FALTERMEDITATION

Die Faltermeditation, eine Willensmeditation, wurde von Rudolf Steiner 1923 in einer kritischen historischen Situation gegeben; die Aktualität für uns heute ist unabweisbar. Selbstverständlich muss eine Meditation getan und nicht erklärt werden; eine Betrachtung wie die hier im ersten Teil, in der Motive im blauen Fenster des ersten Goetheanum sowie die Erzählung der Tempellegende zum Verständnis herangezogen werden, kann aber eine Hilfe zur Ausführung dieser schwer zugänglichen Meditation sein.

TEIL II: SEELENPRÜFUNGEN AM ABGRUND

Der zweite Teil wird vielleicht erst bei genauerem Hinsehen als aktuell sehr bedeutsamer Meditationsinhalt erkennbar. Er bietet zunächst eine Hilfestellung zum rechten Verständnis der Evangeliensprache. Wie essentiell dies ist, zeigt sich vor allem dann, wenn sie missdeutet wird, wie an der Begründung des institutionellen Christentums. Andere Evangelienworte offenbaren ihre okkulte Bedeutung überhaupt nur dem, der die imaginative Mysteriensprache versteht, was erschütternd deutlich wird am Beispiel der dreimaligen Verleugnung des Jüngers Petrus, dessen Seelenprüfungen und Initiationserlebnisse auch mit dem Grundsteinspruch und der Faltermeditation beleuchtet werden.

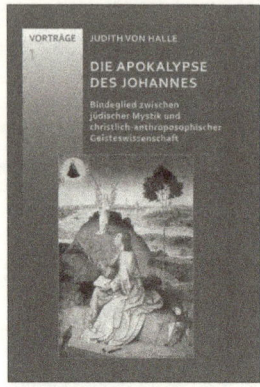

Judith von Halle

Die Apokalypse
des Johannes

*Bindeglied zwischen jüdischer
Mystik und christlich-anthropo-
sophischer Geisteswissenschaft*

2018, 96 S., kt.
ISBN 978-3-03769-056-7

Die Möglichkeit, historische Begebenheiten, z. B. der Zeitenwende, im inneren Erleben quasi real mit- bzw. nachzuvollzie-
hen, wie sie sich seit dem Auftreten der Wundmale (2004) ergeben hat, befähigte Judith von Halle, von entscheidenden historischen Tatsachen wie ein Augenzeuge zu berichten. Als seit
Jahren mit der Anthroposophie Vertraute berichtete sie aber
nicht nur davon, sondern fasste sie in geisteswissenschaftliche
Zusammenhänge. Neben inzwischen 28 Büchern wurden viele
Vorträge gehalten und Seminare durchgeführt. Manches in diesen Veranstaltungen inhaltlich Behandelte wurde redigiert und
publiziert – bei weitem aber nicht alles.

Mit der vorliegenden neuen Reihe sollen aus der Fülle frühe-
rer Vorträge bestehende Nachschriften herausgegeben werden.
Als erster Titel erscheint mit Absicht ein Vortrag, den Judith
von Halle im Jahr 2003, im Rudolf-Steiner-Haus in Berlin über
die Apokalypse gehalten hat. Dass wir die Reihe eröffnen mit
diesen Vorträgen, hängt damit zusammen,dass Judith von Halle 2014 bis 2016 in Dornach ein Apokalypse-Seminar durchgeführt hat, in welchem sie in mehr als dreißig Einführungen
und Vorträgen eigene Forschungsergebnisse zu den noch immer
weitgehend verschlüsselten Inhalten dargestellt hat.